Terminale Sedierung und aktive Sterbehilfe

Beate Winkler

Terminale Sedierung und aktive Sterbehilfe

Gemeinsamkeiten und Unterschiede

Springer

PD Dr. med. Beate Winkler, MA
Klinik für Pädiatrische Hämatologie und Onkologie
Universitätsklinikum Eppendorf
Hamburg, Deutschland

ISBN 978-3-658-52319-0 ISBN 978-3-658-52320-6 (eBook)
https://doi.org/10.1007/978-3-658-52320-6

Die Deutsche Nationalbibliothek verzeichnet diese Publikation in der Deutschen Nationalbibliografie; detaillierte bibliografische Daten sind im Internet über https://portal.dnb.de abrufbar.

Planung/Lektorat: Renate Scheddin
Springer ist ein Imprint der eingetragenen Gesellschaft Springer Fachmedien Wiesbaden GmbH und ist ein Teil von Springer Nature.
Die Anschrift der Gesellschaft ist: Abraham-Lincoln-Str. 46, 65189 Wiesbaden, Germany

Inhaltsverzeichnis

Abkürzungsverzeichnis

AEM	Akademie Ethik in der Medizin
AiD	aid in dying
ALL	akute lymphoblastische Leukämie
ALS	amyotrophe Lateralsklerose
AMG	Arzneimittelgesetz
AML	akute myeloische Leukämie
AS	assistierter Suizid
CDSUD	*continuous deep sedation until death*, kontinuerliche tiefe Sedierung bis zum Tod
DDE	*doctrine of double effect*, Doktrin des Doppeleffekts
FVET	freiwilliger Verzicht auf Essen und Trinken
GCS	*Glasgow Coma Scale*
GvHD	*graft versus host disease*
i. d. F.	in der Fassung vom
i. d. R.	in der Regel
i. v.	intravenös
m. E.	meines Ermessens
MAID	*medical assistance in dying*
NL	Niederlande, niederländisch
o. ä.	oder ähnliches
PAS	*physician assisted suicide*, ärztlich assistierter Suizid
PS	palliative Sedierung
RASS	*Richmond Agitation Sedation Scale*
resp.	respektive

SAMW	Schweizerische Akademie der Medizinischen Wissenschaften
sh.	siehe
SOP	*standard operating procedure*
StGB	Strafgesetzbuch
TS	terminale Sedierung
u. U.	unter Umständen
VAE	*voluntary active euthanasia*, aktive Sterbehilfe
z. B.	zum Beispiel

1 Einführung

Die weltweite Haltung und Gesetzgebung zu verschiedenen Formen der Sterbehilfe ist uneinheitlich, auch innerhalb der sog. westlichen Länder, die sich kulturell prinzipiell nahestehen. Während in den Niederlanden und Belgien seit 2002 der ärztlich assistierte Suizid und die aktive Sterbehilfe erlaubt sind, bleibt z. B. in Polen jegliche Form der Sterbehilfe verboten.

In Deutschland sind die *indirekte Sterbehilfe* (z. B. Sterben als Nebenwirkung, z. B. eines Medikaments, das aus guten Gründen eingesetzt wird) und *passive Sterbehilfe* (Sterbenlassen, z. B. Verzicht auf Therapie) erlaubt. Vor 2015 war ein *(ärztlich) assistierter Suizid* in Deutschland rechtlich möglich, dann wurde der § 217 eingeführt, der die geschäftsmäßige Sterbehilfe, vor allem durch sog. Sterbehilfeorganisationen, verbieten sollte. Dieser § 217 wurde 2020 vom Bundesverfassungsgericht aufgehoben, mit der Begründung, dass der Paragraph verfassungswidrig sei und jedem Menschen das Recht auf selbstbestimmtes Sterben zustehe.[1] Daraufhin musste die ärztliche Musterberufsordnung entsprechend angepasst werden.[2] Die *aktive Sterbehilfe*, worunter die intravenöse Gabe einer

---

[1] Gemeint ist das Urteil vom 26.02.2020 2BvR 2347/15, 2 BvR 2527/16, 2 BvR 2354/16m 2 BvR 1593/16, 2 BvR 1261/16, 2 BvR 651/16, das das Verbot der geschäftsmäßigen Förderung der Selbsttötung für verfassungswidrig erklärte.

[2] In der Berufsordnung der Hamburger Ärzte und Ärztinnen i. d. F. vom 17.12.18 hieß § 16 »Beistand für den Sterbenden: Der Arzt hat dem Sterbenden unter der Wahrung seiner Würde und Achtung seines Willens beizustehen. Es ist ihm verboten, einen Patienten auf dessen Verlangen zu töten. Er darf keine Hilfe zur Selbsttötung leisten.« Der letzte Satz wurde gestrichen. Die Entscheidung hierzu fiel auf dem Ärztetag im Mai 2021.

B. Winkler, *Terminale Sedierung und aktive Sterbehilfe*,
https://doi.org/10.1007/978-3-658-52320-6_1

letalen Dosis eines Betäubungsmittels, welches innerhalb von Minuten zum Versterben des Patienten führt, verstanden wird, bleibt in Deutschland gesetzlich verboten (§ 216 StGB).[3]

Nicht gesetzlich geregelt ist die *terminale Sedierung*, eine Form der medikamentösen Trübung des Bewusstseins, die am Lebensende eingesetzt werden kann (und wird), bei ausgeprägten Leidenszuständen bis hin zu einer sog. kontinuierlichen, tiefen Sedierung bis zum Tod (*continuous deep sedation until death, CDSUD*). Bei der Anwendung einer CDSUD wird in der Regel die Vorenthaltung von der künstlichen Zufuhr von Nahrung und Flüssigkeit im Einzelfall entschieden. Der tief sedierte Patient liegt in einem medikamentös verursachten Koma, bis er verstirbt.

Wie eine terminale Sedierung eingeordnet werden soll, bleibt Gegenstand der Diskussion in der Literatur. Vor allem Ärzte (und deren Leitlinien), aber auch Ethiker, stellen die CDSUD als *eigenständige Prozedur* dar, die von der aktiven Sterbehilfe abzugrenzen ist (z. B. Materstvedt, 2012)[4]. Sie wird als ›normale, medizinische Behandlung‹ dargestellt, die als *ultima ratio* Maßnahme bei therapierefraktärem Leiden eingesetzt werden darf (oder soll). Die Intention des Arztes besteht in der Linderung der Symptomlast und nicht im Tod des Patienten, dies wird als wichtiges Abgrenzungskriterium zur aktiven Sterbehilfe verstanden. In der Literatur werden jedoch auch immer wieder Zweifel an dieser Abgrenzung laut, bis hin zur klaren Behauptung, dass jegliche terminale Sedierung eine langsame Form der aktiven Sterbehilfe (*slow euthanasia,* (Billings und Block, 1996))[5] sei und Ärzte sich (und den Patienten) letztlich hinters Licht führen, wenn diese Wirkung der Maßnahme (ihre Tödlichkeit) nicht thematisiert wird.

In dieser Arbeit sollen die beiden Methoden vorgestellt und miteinander verglichen werden. Ich möchte nach dieser *Einleitung* und Klärung der *Begriffe* im *Hauptteil* zunächst die vorhandenen *Leitlinien* (deutsche Palliativleitlinie, EACP-Leitlinie, AMA-Code) zur terminalen Sedierung skizzieren, danach sollen diese den gesetzlich festgelegten prozeduralen Regelungen bei der aktiven Sterbehilfe gegenübergestellt werden (3.1).

---

[3] § 216 StGB: Tötung auf Verlangen. (1) Ist jemand durch das ausdrückliche und ernstliche Verlangen der Getöteten zur Tötung bestimmt worden, so ist auf Freiheitsstrafe von sechs Monaten bis zu fünf Jahren zu erkennen. (2) Der Versuch ist strafbar.

[4] Materstvedt L. J. (2012). Intention, procedure, outcome and personhood in palliative sedation and euthanasia. *BMJ supportive & palliative care*, *2*(1), 9–11. https://doi.org/10.1136/bmjspcare-2011-000040.

[5] Billings, J. A., & Block, S. D. (1996). Slow euthanasia. *Journal of palliative care*, *12*(4), 21–30.

Danach möchte ich *empirische Daten* zum Einsatz von Sedativa am Lebensende vorstellen (3.2). Zunächst werde ich aus meiner eigenen Arbeit als Kinderonkologin Fälle schildern, die die Schwierigkeiten, auch auf der Seite der Ärzte, im Umgang mit sehr ausgeprägt leidenden Patienten am Lebensende zeigen (3.2.1). Der erste Fall schildert den Einsatz einer Opiattherapie bei ausgeprägter Dyspnoe und Oxygenierungsstörung bei einem Kleinkind Lungenmetastasen; der zweite eine tiefe, kontinuierliche Sedierung am Lebensende einer 18- Jährigen und der dritte ein Kind, das unter hochdosierter Schmerz- und Sedativatherapie noch wach ist und durch die i. v. Gabe eines Sedativums unmittelbar verstirbt. Die geschilderten Fälle sollen transparent machen, wie schwer die Grenze zwischen einer aktiven Sterbehilfe und einer terminalen Sedierung in der Praxis zu ziehen ist.

Im zweiten Teil sollen Ergebnisse aus *Umfragen zur praktischen Durchführung und Wahrnehmung der CDSUD* unter Fachleuten sowie unter Betroffenen (3.2.2) vorgestellt werden. Bei den Umfragen unter Fachleuten soll differenziert werden, aus welchem Land die Umfrage stammt, mit Bezug auf die dort vorherrschende Gesetzgebung, besonders ob dort die aktive Sterbehilfe erlaubt ist, da möglicherweise die ethische Bewertung der CDSUD unterschiedlich ausfallen könnte, abhängig davon, wie die Gesetzeslage ist und welche Sterbehilfeformen offen praktiziert werden dürfen.

Im Teil C des Hauptteils (3.3) soll es dann um die *ethische Bewertung* der terminalen Sedierung im Vergleich zur aktiven Sterbehilfe gehen. Hier soll u. a. auf die Doktrin des Doppeleffekts eingegangen werden, eine häufige Argumentationslinie in der Abgrenzung zwischen CDSUD und aktiver Sterbehilfe (Thomas von Aquin)[6]. Dann soll der Frage nachgegangen werden, ob die CDSUD eine *eigenständige Prozedur* ist oder ob sie generell als langsame Form der aktiven Sterbehilfe zu verstehen ist (3.3.1). Ich werde aus den aufgeführten Daten und Erfahrungen aus der Praxis darstellen, warum ich die CDSUD für eine in der Regel eigenständige Prozedur mit einem eigenen Anwendungsfeld halte. Sie ist jedoch eine besondere Form der Behandlung, die ihrer eigenen ethischen Rechtfertigung und der Definition ihres Einsatzgebiets und der Art ihrer Anwendung bedarf. Die ethische Rechtfertigung ist nicht darauf zu reduzieren, die terminale Sedierung als medizinische Maßnahme zu klassifizieren.

In einem weiteren Abschnitt wird der Frage nachgegangen, ob die Möglichkeit des Angebots einer terminalen Sedierung hinreichend ist, um eine Erlaubnis der aktiven Sterbehilfe zu verhindern, ob die CDSUD also als *Ersatz für die aktive Sterbehilfe* generell herhalten kann und sollte (3.3.2). Obwohl es einen

[6] Thomas von Aquin. Summa theological I-II, Qu. 64, Art. 7.

Überschneidungsbereich zwischen beiden Prozeduren geben mag, werde ich argumentieren, dass sich die Prozeduren vor allem aus Sicht der Patienten-, (aber auch aus Sicht der ärztlichen) Autonomie unterscheiden. Die terminale Sedierung als häufig sehr paternalistischer Akt kurz vor dem Tod, angesichts eines Leidens, das erst unerträglich geworden sein muss, kann aus Sicht des Patienten, der sein Lebensende selbst gestalten möchte, keine Antwort sein.

Im letzten Abschnitt des Hauptteils möchte ich mich der ethischen Bewertung beider Prozeduren widmen und aufzeigen, dass ein Schwarz-Weiß-Verständnis (terminale Sedierung ethisch vertretbar, aktive Sterbehilfe ethisch nicht vertretbar) in einer Werte-pluralen Gesellschaft m. E. nicht haltbar ist. Ich möchte hier versuchen, die beiden Prozeduren aus unterschiedlichen Wertkontexten zu beleuchten (z. B. ärztliches Ethos, *sancitity of life* Ethik, *quality of life* Ethik) und noch auf den Wert des Todes in unserem Leben eingehen (3.3.3).

Schließlich werde ich das Gesagte zusammenfassen und möchte einen Ausblick geben, mit welchem ethischen Grundverständnis wir für beide Prozeduren offen sein können – und sollten. Angesichts der Möglichkeiten der modernen Medizin können wir uns m. E. nicht auf das ›natürliche Sterben‹ und das Leben als Geschenk Gottes zurückziehen, wenn wir als Ärzte Patienten Leid ersparen wollen und uns als Gesellschaft wirklich die Freiheit für ein selbstbestimmtes Sterben gegenseitig zugestehen wollen. Wenn wir für diese Freiheit eintreten, muss nach der Abschaffung des § 217 auch diskutiert werden, ob der § 216 bestehen bleiben sollte. Zur Diskussion über den § 216 gehört, dass wir das Wesen der terminalen Sedierung in all ihren Facetten ehrlich darstellen und nicht hinter dem Schutzschild der Definition als ›medizinische Maßnahme‹ die Offenlegung der tödlichen Folgen einer terminalen Sedierung verschleiern. Für die verschiedenen Arten des individuellen Sterbens sollten Menschen möglichst viele Wege offenstehen, hierzu gehören (assistierte) Suizide, die aktive Sterbehilfe und sicher auch das Instrument der terminalen Sedierung, das aus der heutigen Medizin kaum mehr wegzudenken ist.

2 Begriffe

Formen der Sterbehilfe: Im Deutschen wird zwischen einer *indirekten* und einer *aktiven Sterbehilfe* sowie dem *assistierten Suizid* unterschieden. Unter der *passiven Sterbehilfe* wird das Sterbenlassen eines Patienten an seiner Grundkrankheit verstanden, ein Beispiel ist der Behandlungsabbruch auf Wunsch des Patienten.

Als *assistierter Suizid ((P)AS)* wird die Beihilfe zur Selbsttötung verstanden. Eine Person hilft einem Suizidenten, z. B. durch Beschaffung des Suizidmittels, bei der Planung und / oder der Durchführung des Suizids. Assistierte Suizide werden z. B. durch Sterbehilfeorganisation in der Schweiz angeboten. Sie sind in einigen Ländern gesetzlich erlaubt (Bsp. Oregon[1]) resp. nicht geregelt (Bsp. Schweiz; Bartsch et al., 2019[2]). In der Regel verschreiben oder besorgen Ärzte oder andere Suizidhelfer dem Suizidwilligen eine letale Substanz, wie Natrium-Pentobarbital, die der Suizident allein oder in Anwesenheit des Assistenten selbst einnimmt. In Ländern, in denen gesetzliche Regelungen den AS erlauben, werden diese offiziell gemeldet und unterliegen prozeduralen Regelungen. Es werden Grundbedingungen für die Rechtmäßigkeit auf einen Anspruch zur Suizidbeihilfe gesetzt, wie ein unerträgliches Leiden und / oder eine zugrundeliegende in Kürze lebenslimitierende Erkrankung (Bozzaro, 2015[3]). Deutschland geht gemäß dem Bundesverfassungsgerichtsurteil in der Erlaubnis einer Suizidassistenz insofern

---

[1] www.oregon.gov: The Oregon Death with Dignity Act (besucht am 15.05.23).

[2] Bartsch, C., Landolt, K., Ristic, A., Reisch, T., & Ajdacic-Gross, V. (2019). Assisted Suicide in Switzerland: An Analysis of Death Records From Swiss Institutes of Forensic Medicine. *Deutsches Arzteblatt international*, *116*(33–34), 545–552. https://doi.org/10.3238/arztebl.2019.0545.

[3] Bozzaro C. (2015). Ärztlich assistierter Suizid: Kann "unerträgliches Leiden" ein Kriterium sein? [Physician-assisted suicide: can unbearable suffering be a criterion?]. *Deutsche medizinische Wochenschrift*, *140*(2), 131–134. https://doi.org/10.1055/s-0041-100030.

B. Winkler, *Terminale Sedierung und aktive Sterbehilfe*,
https://doi.org/10.1007/978-3-658-52320-6_2

einen Sonderweg als die Legalisierung primär auf ein Recht auf selbstbestimmtes Sterben rekurriert[4], so dass prinzipiell auch ein gesunder Dreißigjähriger bei seinem Suizidvorhaben unterstützt werden dürfte.

Bei Therapien am Lebensende muss in einigen Fällen von *indirekter Sterbehilfe* gesprochen werden. Hier geht es um (palliativ)medizinische Maßnahmen, die in der letzten Lebensphase des Patienten indiziert sind und die als Nebenwirkung das Risiko bergen, das Leben des Patienten zu verkürzen. Klassischerweise wurde hierunter die hochdosierte Schmerztherapie mit Opiaten verstanden, heute herrscht jedoch die Meinung vor, dass bei sachgerechtem Einsatz nicht von einer Verkürzung der Lebenszeit (durch die atemdepressive Nebenwirkung des Opiats) auszugehen ist (Sykes und Thorns, 2003[5]). Von den meisten Medizinern wird eine Sedierung am Lebensende bei anderweitig nicht zu beherrschenden Symptomen als eine Form der indirekten Sterbehilfe betrachtet. In der ethischen Rechtfertigung solcher Maßnahmen wird häufig die Doktrin des Doppeleffekts (DDE, s. u.) bemüht. Der Arzt, der eine potentiell lebensverkürzende Therapie bei einem sterbenden Patienten ansetzt, tut dies mit der *Intention*, das Leiden des Patienten zu lindern. Ein vorzeitiger Todeseintritt ist eine *in Kauf genommene Nebenwirkung.* Solche nach sorgfältiger Aufklärung und Einwilligung medizinisch indizierten Maßnahmen sind unter ethischen Gesichtspunkten erlaubt, ggf. sogar geboten.

Ein Synonym für die *aktive Sterbehilfe* ist im Deutschen *die Tötung auf Verlangen,* das Wort *Euthanasie* wird wegen des unsachgemäßen Einsatzes in der Nazidiktatur im Deutschen kaum genutzt, ist in der englischsprachigen Literatur jedoch gängig *(voluntary active euthanasia, VAE*). Bei einer Tötung auf Verlangen bittet der Patient seinen Arzt explizit, ihn zu töten. In Ländern wie den Niederlanden, Belgien oder Canada, in denen die Prozedur erlaubt ist (Mroz

[4] In den Leitsätzen des unter (1) genannten Urteils heißt es unter 1.a) Das allgemeine Persönlichkeitsrecht (Art. 2 Abs. 1 i.V. m. Art. 1 Abs. 1 GG) umfasst als Ausdruck persönlicher Autonomie ein Recht auf selbstbestimmtes Sterben. b) Das Recht auf selbstbestimmtes Sterben schließt die Freiheit ein, sich das Leben zu nehmen. Die Entscheidung des Einzelnen, seinem Leben entsprechend seinem Verständnis von Lebensqualität und Sinnhaftigkeit der eigenen Existenz ein Ende zu setzen, ist im Ausgangspunkt als Akt autonomer Selbstbestimmung von Staat und Gesellschaft zu akzeptieren. c) Die Freiheit, sich das Leben zu nehmen, umfasst auch die Freiheit hierfür bei Dritten Hilfe zu suchen und Hilfe, soweit sie angeboten wird, in Anspruch zu nehmen. [...] 6. Niemand darf verpflichtet werden, Suizidhilfe zu leisten.

[5] Sykes, N., & Thorns, A. (2003). The use of opioids and sedatives at the end of life. *The Lancet. Oncology*, *4*(5), 312–318. https://doi.org/10.1016/s1470-2045(03)01079-9.

et al., 2021[6]), würde, nach Indikationsprüfung (i. d. R. unerträgliches Leiden) und unter dem Einhalten einer formalisierten Prozedur bei bestehendem Wunsch des Patienten, der Arzt seinem Patienten eine tödliche Substanz injizieren oder anderweitig verabreichen, die diesen innerhalb weniger Minuten versterben lässt. Der Unterschied zur indirekten Sterbehilfe besteht in der *Intention des Arztes*, seinen Patienten mit der Applikation der Substanz zu töten. Der Patient stirbt durch die Handlung des Arztes, nicht durch eine Nebenwirkung einer symptomlindernden Therapie (indirekte Sterbehilfe) und auch nicht an seiner Erkrankung. Die aktive Sterbehilfe ist in Deutschland durch den § 216 StGB verboten.

Medical assistance in dying (MAID) wird als übergreifender Begriff für die aktive Sterbehilfe und den ärztlich assistierten Suizid gebraucht.

Unter *Sedierung* wird die Dämpfung des Bewusstseins, ggf. bis zum vollständigen Erlöschen desselben, durch Medikamente verstanden. In der kurativen Medizin werden Narkosen und Sedierungen regelhaft bei der Durchführung von schmerzhaften Prozeduren wie Operationen (Vollnarkose) und kleinen Eingriffen (Sedierung, wie z. B. für eine Magenspiegelung oder Knochenmarkpunktion) eingesetzt, um das Bewusstsein und / oder das Schmerzempfinden des Patienten herabzusetzen. Auch in der Palliativmedizin kann der Einsatz von Sedativa indiziert sein, wenn Schmerzen auch durch starke Schmerzmittel (Opiate) in hohen Dosen nicht zu beherrschen sind oder um Symptome wie Angst, Unruhe und Schlafstörungen zu therapieren. Man unterscheidet Sedierungen nach ihrer Tiefe: eine leichte Sedierung kann zur Symptomlinderung ausreichend sein und der Patient behält eine (reduzierte) Vigilanz; eine tiefe Sedierung hingegen führt zum vollständigen Bewusstseinsverlust. Die Sedierungstiefe kann mit Skalen wie der Glasgow Coma Scale (GCS, Teasdale et al., 2014[7]) oder der RASS-Skala (Ely et al., 2003[8]) gemessen werden. Eine Sedierung kann intermittierend angewandt, z. B. zur akuten Entlastung oder nachts bei Schlafstörungen, oder dauerhaft eingesetzt werden.

---

[6] Mroz, S., Dierickx, S., Deliens, L., Cohen, J., & Chambaere, K. (2021). Assisted dying around the world: a status quaestionis. *Annals of palliative medicine*, *10*(3), 3540–3553. https://doi.org/10.21037/apm-20-637.

[7] Teasdale, G., Maas, A., Lecky, F., Manley, G., Stocchetti, N., & Murray, G. (2014). The Glasgow Coma Scale at 40 years: standing the test of time. *The Lancet. Neurology*, *13*(8), 844–854. https://doi.org/10.1016/S1474-4422(14)70120-6.

[8] Ely, E. W., Truman, B., Shintani, A., Thomason, J. W., Wheeler, A. P., Gordon, S., Francis, J., Speroff, T., Gautam, S., Margolin, R., Sessler, C. N., Dittus, R. S., & Bernard, G. R. (2003). Monitoring sedation status over time in ICU patients: reliability and validity of the Richmond Agitation-Sedation Scale (RASS). *JAMA*, *289*(22), 2983–2991. https://doi.org/10.1001/jama.289.22.2983.

Eine besondere Form der Sedierung in der Palliativmedizin ist die tiefe kontinuierliche Sedierung bis zum Versterben des Patienten (*continuous deep sedation until death, CDSUD*). Nach Einwilligung durch den Patienten oder seinen Vertreter verordnet der Arzt Sedativa, um das Bewusstsein des Patienten auszulöschen, die Indikation sind unerträgliche (Sicht des Patienten) resp. therapierefraktäre (Sicht des Arztes) Symptome, die nicht anders zu kontrollieren sind. Diese Form der Sedierung wird in der Palliativmedizin als *ultima ratio* bei anderweitig nicht zu beherrschender Symptomlast und entsprechendem Wunsch des Patienten eingesetzt. Sie ist nicht gesetzlich geregelt und nicht meldepflichtig. In der Literatur wird diese Form der Sedierung nicht einheitlich »betitelt«, zur besseren Lesbarkeit soll im Weiteren diese Form der Sedierung *terminale* oder *palliative Sedierung* genannt werden.

3 Hauptteil

In der Literatur besteht keine Einigkeit zu der Frage, ob die terminale Sedierung eine Sonderform der aktiven Sterbehilfe oder eine besondere palliativmedizinische Behandlungsmaßnahme ist. Schon mit dem Titel *Slow euthanasia* erklären Billings und Bock 1996, dass sie eine hochdosierte Morphintherapie und eine (tiefe) Sedierung am Lebensende für Verfahren einer aktiven Sterbehilfe halten. Sie verurteilen diese nicht, sehen in ihnen, wenn sachgemäß durchgeführt, humane Praxen des Umgangs mit schwerwiegenden, anderweitig nicht zu kontrollierenden Symptomen am Lebensende, verneinen jedoch eine klare Abgrenzung zur aktiven Sterbehilfe. Es gibt auch Ärzte, die auf dem Boden pathophysiologischer Überlegungen, sich klar positionieren, dass davon auszugehen ist, dass eine tiefe kontinuierliche Sedierung (CDSUD) mit einer Verkürzung des Lebens einhergeht (Rady und Verheijde, 2010).[1] Die Diskussion in der Literatur hält an und verhindert möglicherweise den Einsatz indizierter Therapien am Lebensende, weil unter Ärzten, Patienten und Verwandten Ängste bestehen, sich einer Tötung schuldig zu machen. Diese Unsicherheit des moralischen Status der terminalen

[1] Rady ist Intensivmediziner. Es wird geschildert, dass tiefe Sedierungen zu einer Suppression im retikulären, aktivierenden System des Hirnstamms führen. Durch die Sedierung werden zum einen die Schutzreflexe aufgehoben (erhöhtes Aspirations- und Apshyxierisiko) als auch die Herzfrequenz und der Blutdruck gesenkt. Eine Dehydratation (wenn denn auch die Nahrungs- und Flüssigkeitszufuhr eingestellt wird) erhöht Delir und Agitation beim Patienten, so dass höhere Dosen an Sedativa benötigt werden, um die tiefe Sedierung zu erhalten. Zitat: *Therefore, continuous deep sedation sets in motion a series of predictable, self-perpetuating pathophysiologic events that are not directly linked to the desired mechanism of action (ie, deep sedation) but also have direct life-shortening effects.* Rady, M. Y., & Verheijde, J. L. (2010). Continuous deep sedation until death: palliation or physician-assisted death? *The American journal of hospice & palliative care, 27*(3), 205–214. https://doi.org/10.1177/1049909109348868.

B. Winkler, *Terminale Sedierung und aktive Sterbehilfe*,
https://doi.org/10.1007/978-3-658-52320-6_3

Sedierung oder einer hochdosierten Opiattherapie am Ende des Lebens kann zu einer Unterbehandlung schwerwiegender Symptome am Lebensende führen. Ein moralisches Unbehagen besteht über die Frage, wie tief Ärzte in den Prozess des Sterbens eingreifen dürfen. Gibt es eine Grenzlinie, die wir als Ärzte nicht überschreiten sollten? Und ist dies im Sinne unserer Patienten?

Ich möchte bei der Frage, was im Sterben(helfen) erlaubt ist, zunächst einzelne Leitlinien zur terminalen Sedierung vorstellen (3.1.1). Schon das Vorhandensein solcher Leitlinien dokumentiert, dass die terminale Sedierung aus ärztlicher Sicht als eine ›normale‹ Form der Behandlung mit klarer Indikation und transparent zu machenden Prozeduren gesehen wird. Die terminale Sedierung wird in der Literatur hierbei immer wieder *last resort* oder *ultima ratio* Prozedur benannt. Der Einsatz einer terminalen Sedierung auf Palliativstationen scheint jedoch nicht mehr eine Maßnahme des seltenen, außerordentlichen Einzelfalls zu sein. In einer französischen Studie an Krebspatienten erhielten 10 % der Patienten eine Sedierung am Lebensende (Gamblin et al., 2020)[2]. Es werden Raten von bis zu knapp 20 % international angegeben (Camartin und Björkhem-Bergmann, 2022)[3].

3.1 Leitlinien und Gesetze

3.1.1 Leitlinien terminale Sedierung

Die terminale Sedierung wird von den meisten Ärzten als medizinische Prozedur mit einem begrenzten Einsatzgebiet in für den Patienten unerträglichen und aus ärztlicher Sicht therapierefraktären Situationen beim sterbenden Patienten angesehen. Sie gilt als *ultima ratio* Maßnahme, wird als Behandlung verstanden und nicht als eine Sonderform der aktiven Sterbehilfe. Ein guter Beleg für diese Wertung ist die Entstehung von *standard operating procedures (SOP)* zur Indikation, sowie zur Art und Umfang (Indikationsgebiet) des Einsatzes. Ich möchte im folgenden Abschnitt zunächst ein Paper vorstellen, das eine der ersten dieser

[2] Gamblin, V., Berry, V., Tresch-Bruneel, E., Reich, M., Da Silva, A., Villet, S., Penel, N., & Prod'Homme, C. (2020). Midazolam sedation in palliative medicine: retrospective study in a French center for cancer control. *BMC palliative care*, *19*(1), 85. https://doi.org/10.1186/s12904-020-00592-3.

[3] Camartin, C., & Björkhem-Bergman, L. (2022). Palliative Sedation-The Last Resort in Case of Difficult Symptom Control: A Narrative Review and Experiences from Palliative Care in Switzerland. *Life (Basel, Switzerland)*, *12*(2), 298. https://doi.org/10.3390/life12020298.

Leitlinien, die holländische aus dem Jahr 2007, vorstellt (Verkerk et al., 2007[4]); dann auf die häufig zitierten Arbeiten der *European Association of Palliative Care* (Cherny et al., 2009[5] sowie Surges et al., 2022[6]); den Kodex der *American Medical Association*[7] und schließlich auf Erwähnung der palliativen Sedierung in der deutschen S3 Leitlinie *Palliativmedizin für Patienten mit einer nicht heilbaren Krebserkrankung*[8] und einer in *Die Onkologie* veröffentlichten SOP zur palliativen Sedierung (hauptsächlich Flussdiagramme, Oechsle et al., 2017[9]) eingehen. Die Arbeiten werden kurz vorgestellt und es soll versucht werden, Gemeinsamkeiten und Unterschiede herauszuarbeiten.

In der Arbeit von Verkerk et al. aus den Niederlanden aus dem Jahr 2007[10] wird von den Autoren die palliative Sedierung im Abstract folgendermaßen vorgestellt: »*Palliative sedation is defined as the intentional lowering of conciousness of a patient in the last phase of his or her life. The aim of palliative sedation is to relieve suffering, and lowering conciousness is a means to achieve this. The indication for palliative sedation is the presence of one or more refractory symptoms that lead to unbearable suffering in the patient. Palliative sedation is given to improve patient comfort. It is the degree of symptom control, not the level to which conciousness is lowered, which determines the dose and the combinations of sedatives used and*

[4] Verkerk, M., van Wijlick, E., Legemaate, J., & de Graeff, A. (2007). A national guideline for palliative sedation in the Netherlands. *Journal of pain and symptom management, 34*(6), 666–670. https://doi.org/10.1016/j.jpainsymman.2007.01.005.

[5] Cherny, N. I., Radbruch, L., & Board of the European Association for Palliative Care (2009). European Association for Palliative Care (EAPC) recommended framework for the use of sedation in palliative care. *Palliative medicine, 23*(7), 581–593. https://doi.org/10.1177/0269216309107024.

[6] Surges, S. M., Garralda, E., Jaspers, B., Brunsch, H., Rijpstra, M., Hasselaar, J., Van der Elst, M., Menten, J., Csikós, Á., Mercadante, S., Mosoiu, D., Payne, S., Centeno, C., & Radbruch, L. (2022). Review of European Guidelines on Palliative Sedation: A Foundation for the Updating of the European Association for Palliative Care Framework. *Journal of palliative medicine, 25*(11), 1721–1731. https://doi.org/10.1089/jpm.2021.0646.

[7] https://code-medical-ethics.ama-assn.org/ethics-opinions/sedation-unconciousness-end-of-life-care; abgerufen am 16.05.2023.

[8] Erweiterte S3 Leitlinie Palliativmedizin für Patienten mit einer nicht-heilbaren Krebserkrankung. Langversion 2.2 – September 2020, AWMF-Registriernummer: 128/001OL.

[9] Oechsle, K., Radbruch, L., Wolf, C., Ostgathe C. SOP – Palliative Sedierung. *Onkologe* **23**, 469–475 (2017). https://doi.org/10.1007/s00761-017-0240-8.

[10] Verkerk, M., van Wijlick, E., Legemaate, J., & de Graeff, A. (2007). A national guideline for palliative sedation in the Netherlands. *Journal of pain and symptom management, 34*(6), 666–670. https://doi.org/10.1016/j.jpainsymman.2007.01.005.

duration of treatment. Palliative sedation is a normal medical practice and must be clearly distinguished from the termination of life«.

Marian Verkerk stellt in der Veröffentlichung die nationale niederländische Leitlinie zur palliativen Sedierung (in verschiedenen Sedierungstiefen, intermittierend und dauerhaft, incl. einer tiefen, kontinuierlichen Sedierung bis zum Tod) vor. Die palliative Sedierung (PS) wird als normale medizinische Leistung von der aktiven Sterbehilfe (VAE) abgegrenzt, da die Maßnahmen unterschiedliche Ziele verfolgen (VAE: den Tod des Patienten; PS: Symptomkontrolle). Eine wohldosierte PS führe nicht zu einer Verkürzung des Lebens.[11] Neben der Definition des Begriffs Palliative Sedierung (s. o.) werden Indikation und Bedingungen angegeben, unter denen eine PS erfolgen kann oder sollte:

1. Vorliegen eines oder mehrerer behandlungsresistenter Symptome, die beim Patienten zu einem unerträglichen Leiden führen, die nicht mit anderen konventionellen Behandlungsmethoden kontrolliert werden können oder bei denen die Behandlung mit konventionellen Methoden zu nicht tragbaren Nebenwirkungen geführt hat. Schmerz, Delirium und Dyspnoe werden als die häufigsten Indikationen genannt.
2. Eine Grundbedingung für den Beginn einer tiefen, kontinuierlichen Sedierung bis zum Tod (CDSUD) ist, dass der Tod innerhalb der folgenden *vierzehn Tage* (durch die Grundkrankheit bedingt) zu erwarten ist.
3. In diesem Fall wird empfohlen *auf eine künstliche Ernährung und Flüssigkeitsgabe zu verzichten*, um Nebenwirkungen wie Ödeme, bronchiale Sekretion oder Urininkontinenz zu vermeiden. Die Entscheidung, auf Nahrung und Flüssigkeit zu verzichten soll jedoch *unabhängig* von der Entscheidung zur CDSUD gefällt werden. In dem Fall des kurz bevorstehenden Todes würden die meisten Patienten von sich aus kaum noch Nahrung und Flüssigkeit zu sich nehmen (die Zufuhr wird also nicht allein durch die Sedierung entzogen). Wenn die Lebenserwartung unter zwei Wochen liegt, sterbe der Patient nicht an der Dehydratation, sondern an der zugrunde liegenden Erkrankung.[12,13]

[11] Siehe hierzu auch das von Verkerk zitierte Paper von Sykes, N., & Thorns, A. (2003). The use of opioids and sedatives at the end of life. *The Lancet. Oncology*, *4*(5), 312–318. https://doi.org/10.1016/s1470-2045(03)01079-9.

[12] Anmerkung: empirische Daten zeigen (s. o.), dass eine terminale Sedierung in aller Regel ein bis wenige Tage vor dem Tod begonnen wird, s. o. Gamblin 2020, Vivat 2019, Claessens 2012.

[13] Den Hartough (Amsterdam) kritisiert in seinem Artikel diese Frist von 14 Tagen als fragwürdig, da die Frist von bis zu 14 Tagen ohne Flüssigkeitszufuhr zu überleben nur für einen gesunden Menschen gelte, bei Palliativpatienten sei durch ihre schwere Erkrankung eher

In Notfallsituationen ist es dem Arzt überlassen, akut auch ohne Einverständnis Sedativa zu verabreichen (Bsp. Erstickungsnot bei massiver Tumorblutung).

Zur praktischen Durchführung wird primär die Gabe von *Midazolam* empfohlen. Bei unzureichender Wirkung kann die Gabe von *Levopromazin, Phenobarbital* oder *Propofol* erwogen werden. Es wird zudem angemerkt, dass das Aufdosieren (Überdosieren) von Opiaten nicht geeignet ist, wenn eine Minderung des Bewusstseins des Patienten angestrebt wird (Nebenwirkungsrate und hohes Risiko, dass die gewünschte Sedierung nicht oder unzureichend erreicht wird). Die Autoren schließen u. a. mit den Worten: *»initially, palliative sedation had been associated with the termination of life. It should not be. There is no evidence that proportionally administered sedation shortens life. [...] It is important that physicians [...] are aware of the standards and points of departure for sound practice«.*

2009 wurde ein Paper der *European Association for Palliative Care* unter Federführung von Nathan Cherny[14] (Israel) und Lukas Radbruch (Deutschland) zur Definition von Rahmenbedingungen für eine palliativen Sedierung publiziert. Vorausgegangen war die ethisch fachliche Diskussion, wie die *European Association of Pallitiave Care* sich zur aktiven Sterbehilfe und dem ärztlich assistierten Suizid positioniert. Die EACP *Ethics Task Force on Euthanasia* hat hierzu unter Federführung von Materstvedt et al. 2003 ein Positionspapier publiziert.[15] Hierin wird sich klar positioniert, dass weder das Vorenthalten medizinisch sinnloser Therapie *(futility)* noch der Rückzug aus einer solchen noch die terminale Sedierung zu Maßnahmen der Tötung durch medizinisches Personal *(medicalized*

---

davon auszugehen, dass sie nur wenige Tage (3–4) ohne Flüssigkeitszufuhr überleben können. Die Grenze müsste also enger liegen, um nicht in den Verdacht zu kommen, dass der Arzt, der die CDSUD begonnen und die i. v. Hydratation abgesetzt hat, nicht doch seinen Patienten verdursten lässt (und dies weiß). Zudem wird in dem Artikel auf die Schwierigkeiten und daraus folgenden Ungenauigkeiten der Schätzung verwiesen, die Ärzte haben, wenn sie eine Restlebenszeit angeben sollen. den Hartogh G. (2016). Continuous deep sedation and homicide: an unsolved problem in law and professional morality. *Medicine, health care, and philosophy*, *19*(2), 285–297. https://doi.org/10.1007/s11019-015-9680-3, S. 292, Absatz The maximum life-expectancy.

[14] Cherny, N. I., Radbruch, L., & Board of the European Association for Palliative Care (2009). European Association for Palliative Care (EAPC) recommended framework for the use of sedation in palliative care. *Palliative medicine*, *23*(7), 581–593. https://doi.org/10.1177/0269216309107024.

[15] Materstvedt, L. J., Clark, D., Ellershaw, J., Førde, R., Gravgaard, A. M., Müller-Busch, H. C., Porta i Sales, J., Rapin, C. H., & EAPC Ethics Task Force (2003). Euthanasia and physician-assisted suicide: a view from an EAPC Ethics Task Force. *Palliative medicine*, *17*(2), 97–179. https://doi.org/10.1191/0269216303pm673oa.

killing) gezählt werden sollten. VAE und PAS sollen nicht in der Verantwortung der Palliativmedizin liegen. Die terminale Sedierung muss von diesen Maßnahmen unterschieden werden, da es nicht in der Intention des Behandlers liege, den Patienten zu töten, sondern dessen unerträgliches Leiden zu behandeln. Die terminale Sedierung sei eine Prozedur, dieses zu erreichen, der erfolgreiche Einsatz der Prozedur sei die Linderung der Symptome. Im Gegensatz dazu bestehe bei der aktiven Sterbehilfe die Intention des Behandlers, den Patienten zu töten, und der erfolgreiche Ausgang sei der sofortige Tod.

In der EACP-Leitlinie wird die Möglichkeit, eine palliative Sedierung zu verabreichen, als wichtig und notwendig für ausgewählte Palliativpatienten in behandlungsrefraktärer Not *(refractory distress)* beschrieben. Die Autoren möchten durch die Darstellung der Rahmenbedingungen die Erstellung von Leitlinien begleiten, die zum umsichtigen und fachgerechten Einsatz palliativer Sedierungen anleiten soll und damit vermeiden soll, dass die richtig eingesetzte palliative Sedierung in Verruf kommt. Ziel ist es, einen *best practice standard* zu erstellen, für die optimale Versorgung von Patienten mit therapierefraktären Symptomen am Lebensende.

Auch dieses Paper fokussiert sich auf die Behandlung therapie-refraktärer, körperlicher Symptome am Lebensende mittels einer terminalen Sedierung. Sie wird als eine *ultima ratio* Therapieform verstanden nach Ausschöpfung *aller* anderen Möglichkeiten. Die Minderung oder Auslöschung des Bewusstseins wird in dieser Leitlinie *nicht als Mittel* formuliert (im Gegensatz zur NL-Leitlinie), sondern als eine *unerwünschte Nebenwirkung* einer Therapie, die das Leiden des Patienten lindern soll. Die Bewusstseinseinschränkung oder der Bewusstseinsverlust sei ein harter Eingriff in das Leben des Patienten und auch für Angehörige und Behandler oft schwer zu ertragen (*ultima ratio* Prozedur). Als Risikofaktoren werden paradoxe Reaktionen und die Beschleunigung des Todeseintritts genannt *(hastening death)*, dieses Risiko wird als gering, aber nicht als nicht vorhanden eingestuft (anders als in der niederländischen Leitlinie).

Als *slow euthanasia* wird der Abusus einer palliativen Sedierung (PS) als todbringende Maßnahme beschrieben (Einsatz ohne Indikation, d. h. der Patient befindet sich nicht in einer therapierefraktären Situation; oder nicht sachgemäßer Einsatz von Medikamenten, z. B. zu hohe Dosis oder falsche Medikation).

Es werden Vorschläge zum Verfahren gemacht, u. a. die *frühzeitige Diskussion* der Option einer palliativen Sedierung mit dem Patienten, im Sinne eines *advance care planning*. Es werden *klare Indikationen* für den Einsatz einer terminalen Sedierung genannt, wie Schmerzen, Dyspnoe, Delirium, Krampfanfälle und Notfälle (massive Blutung, Asphyxie). Eine tiefe Sedierung bis zum Tod wird nur als indiziert gesehen bei Patienten in einer sehr terminalen Krankheitsphase (*erwarteter Todeszeitpunkt in Stunden bis Tagen*, somit ›strenger‹ als die NL-Leitlinie). Es besteht kein Konsens, ob eine CDSUD auch bei nicht-körperlichem Leiden indiziert sein soll. Die geplante Art der Sedierung bezüglich Dauer und Tiefe soll individuell angepasst an die Situation und die Bedürfnisse des Patienten dokumentiert und begründet werden. Hierbei ist eine geringste Einschränkung des Bewusstseins anzustreben, die eine Symptomkontrolle erlaubt. Es soll angegeben werden, ob eine künstliche Flüssigkeits- und / oder Nahrungszufuhr erfolgen soll. Diese Entscheidung soll *unabhängig von der Entscheidung zur Sedierung* erfolgen (wie in der NL- Richtlinie).

Midazolam wird als das Medikament der Wahl für eine Sedierung beschrieben; in Delir-Situationen kann der Einsatz von Neuroleptika wie Levopromazin sinnvoll sein; Barbiturate werden als Reservemedikamente (z. B. bei Toleranzentwicklung auf Benzodiazepine und Opiate) gesehen; Propofol ebenso. Die Arbeit erhält des Weiteren Skalen zur Beurteilung von Patienten wie das *Critical-Care Pain Observation Tool* und die *Richmond agitation sedation scale (RASS).*

Dieses *framework paper* wird sehr häufig zitiert und ist gut geeignet als Handlungsleitlinie bei Durchführung von Sedierungen bei terminal kranken Patienten mit einer hohen Symptomlast. Eine mögliche Nähe zur aktiven Sterbehilfe wird verneint resp. nur bei unsachgemäßer Anwendung einer gut beschriebenen, als wichtig und richtig empfundenen Prozedur bei richtiger Indikationsstellung gesehen. Die Notwendigkeit von Leitlinien für eine *good clinical practice* wird gerade betont, um eine sachgemäße, typische medizinische Prozedur von Formen der Sterbehilfe klar abzugrenzen.[16,17]

---

[16] Juth et al. (Stockholm) kritisieren in ihrem Paper aus 2010 einige *›ethically controversial issues‹* in dieser Leitlinie. Sie beklagen eine ungenügende Definition dessen, was als therapie-refraktäre Symptome und unerträgliches Leiden verstanden werden soll, was also notwendige Kriterien seien, um eine TS beginnen zu dürfen. Zudem wird kritisiert, dass die Leitlinie in ihrer Unterscheidung zwischen VAE und TS sich auf die Intention des Behandlers beruft, jedoch kein Bezug auf möglicherweise mehrdeutige Intentionen genommen wird. Sie schreiben weiter, dass wie im Falle einer TS die aktive Sterbehilfe eingesetzt werde zur Symptomkontrolle bei unerträglichem Leiden, ihr Ziel sei es nicht, das Leben zu beendigen. Juth, N., Lindblad, A., Lynöe, N., Sjöstrand, M., & Helgesson, G. (2010). European Association for Palliative Care (EAPC) framework for palliative sedation: an ethical discussion. *BMC palliative care*, *9*, 20. https://doi.org/10.1186/1472-684X-9-20.

[17] Materstvedt (sh. »ethisches Grundlagenpaper Fußnote 29 als Basis der EACP Richtlinie) beantwortet einige dieser Vorwürfe in einer Veröffentlichung aus 2011 folgendermaßen: Er verweist auf das NL Verständnis zum Einsatz der Euthanasie *›euthanasia is usually defined in The Netherlands as the administration of drugs by a physician with the explicit intention of ending the patient's life at his or her request‹* (Unterstreichung ergänzt). Er bezieht sich

2022 wurde von derselben Gruppe ein Review über europäische Guidelines zur PS und deren Beurteilung anhand des erstellten Rahmens vorgenommen. Es bestand weiterhin Uneinigkeit, ob nicht-physisches unerträgliches Leiden eine Indikation für eine PS sein darf, ebenso wie mit künstlicher Flüssigkeits- und Nahrungszufuhr umgegangen werden soll (Surges et al., 2022[18]).

Die S3 Leitlinie *Palliativmedizin für Patienten mit einer nicht-heilbaren Krebserkrankung* vom September 2020[19] äußert sich zum Umgang mit Sterbewünschen durch die Hinzufügung eines neuen Kapitels mit dem Titel *Todeswünsche.* Hier wird die Komplexität von Todeswünschen (von Lebenssattheit und Warten auf den Tod bis hin zu manifester Suizidalität) geschildert. Ärzte werden aufgefordert, sich mit den Todeswünschen und deren Ursachen ihrer Patienten auseinanderzusetzen, die Hilfe zum Suizid wird nicht als ärztliche Aufgabe gesehen.[20] In derselben Tabelle werden unter *»Therapien am Lebensende (früher: indirekte Sterbehilfe)«* palliativmedizinische Maßnahmen subsummiert *»mit dem Ziel, Leiden zu lindern«*. Solche Therapien seien am Lebensende *»nicht verboten, sondern unter Umständen sogar ethisch und rechtlich geboten«*, auch wenn der *»natürliche Prozess des Sterbens verkürzt wird, sei es durch eine hochdosierte Schmerztherapie oder eine starke Sedierung«*.[21]

Der palliativen Sedierung wird ein eigener Absatz gewidmet. Sie gilt als *»erlaubt, wenn sie indiziert ist, der Patient nach sorgfältiger Aufklärung eingewilligt hat und sie fachgerecht durchgeführt wird«*, und wird definiert *»als der überwachte Einsatz von Medikamenten mit dem Ziel einer verminderten oder aufgehobenen Bewusstseinslage […], um die Symptomlast in anderweitig therapierefraktären Situationen in einer für Patienten, Angehörige und Mitarbeiten ethisch akzeptablen Weise zu reduzieren«*. Im Gegensatz zur EACP-Leitlinie wird hier

---

zudem auf die Doktrin des Doppeleffekts, um die TS von der VAE abzugrenzen. Materstvedt L. J. (2012). Intention, procedure, outcome and personhood in palliative sedation and euthanasia. *BMJ supportive & palliative care*, *2*(1), 9–11. https://doi.org/10.1136/bmjspcare-2011-000040.

[18] Surges, S. M., Garralda, E., Jaspers, B., Brunsch, H., Rijpstra, M., Hasselaar, J., Van der Elst, M., Menten, J., Csikós, Á., Mercadante, S., Mosoiu, D., Payne, S., Centeno, C., & Radbruch, L. (2022). Review of European Guidelines on Palliative Sedation: A Foundation for the Updating of the European Association for Palliative Care Framework. *Journal of palliative medicine*, *25*(11), 1721–1731. https://doi.org/10.1089/jpm.2021.0646.

[19] Erweiterte S3-Leitlinie Palliativmedizin für Patienten mit einer nicht-heilbaren Krebserkrankung. Langversion 2.2 – September 2020, AWMF-Registernummer: 128/001 OL.

[20] S3 Leitlinie, S. 437: in einer Tabelle zu verschiedenen Formen der Sterbehilfe: »Das Gespräch mit dem Patienten über Todeswunsch und Suizidabsicht gehört zu den Aufgaben des Arztes, nicht aber die Hilfe beim Suizid.«

[21] Ibid S. 437.

die Sedierung als Ziel definiert (NL: als Mittel, um Symptomlast zu reduzieren; EACP: Nebenwirkung). Als Indikation für den Einsatz einer PS werden genannt: therapierefraktäre Symptome wie agitierte Verwirrtheit, Atemnot, Schmerz, epileptische Anfälle, massive Blutungen, Asphyxie, aber auch refraktäre depressive Zustände, Angst oder existentielles Leid.

Für den Einsatz einer PS bei psychischen Symptomen und schwerem existentiellem Leiden gäbe es keinen fachübergreifenden Konsens. Als Ziel einer palliativen Sedierung wird die Linderung der Symptomlast *»in einer für den Patienten, die Angehörigen und Mitarbeiter ethisch akzeptablen Weise«* und nicht die vorzeitige Beendigung des Lebens genannt.

Auf Deutsch ist außerdem in der Zeitschrift *Onkologie* 2022 eine aktualisierte SOP zur Palliativen Sedierung von Karin Oechsle et al.[22] veröffentlicht worden. Die Arbeit enthält Angaben zur Indikationsstellung unter Berücksichtigung der Entscheidungsfähigkeit, Angaben zu Formen und Durchführung einer palliativen Sedierung, zur kontinuierlichen PS und zur intermittierenden PS in Form von Flussdiagrammen. Bei Patienten in der Finalphase wird eine kontinuierliche PS empfohlen, bei Patienten in einer psychischen oder existentiellen Krise eine intermittierende PS.

Die *American Medical Association* hat im *Code of Medical Ethics* einen Passus zur terminalen Sedierung (CDSUD) eingefügt.[23] Die Methode wird auch hier als *ultima ratio* Methode nach Ausschöpfung aller anderen Behandlungsmöglichkeiten bei terminal kranken Patienten beschrieben. Es wird die Pflicht des Arztes beschrieben, Leiden und Schmerzen zu behandeln, aber niemals den Tod des Patienten durch eine Behandlung zu intendieren. Die palliative Sedierung soll nur in terminalen Situationen eingesetzt werden (eine klare Zeiteingrenzung fehlt hier); ein interdisziplinäres Team soll involviert werden, eine gründliche Dokumentation der Indikation durchgeführt werden, eine informierte Einwilligung vom Patienten oder Vertreter eingeholt werden, die Länge und Tiefe der Sedierung mit dem Patienten und den Verwandten besprochen werden, die Fortführung resp. die Beendigung sonstiger lebenserhaltender Maßnahmen soll ebenfalls besprochen werden. Eine palliative Sedierung kann ärztlicherseits bei therapierefraktären, körperlichen Symptomen angeboten werden, aber soll nicht als Antwort auf existentielles Leiden gegeben werden.

---

[22] Oechsle, K., Radbruch, L., Wolf, C., Ostgathe, C. SOP – Palliative Sedierung. *Onkologe* **23**, 469–475 (2017). https://doi.org/10.1007/s00761-017-0240-8.

[23] https://code-medical-ethics.ama-assn.org/ethics-opinions/sedation-unconciousness-end-of-life-care; abgerufen am 16.05.2023.

Die Auswahl der geschilderten Leitlinien bleibt notgedrungen unvollständig. Insgesamt kann aber aus allen gut herausgelesen werden, dass eine palliative Sedierung von Medizinern, die Leitlinien für eine *good clinical practice* der Sedierung bei Palliativpatienten erarbeiten, klar als eine typische medizinische Prozedur, wenn auch eine *ultima ratio* Prozedur, die Sonderformen schwersten Leids beim sterbenden Patienten vorbehalten bleiben sollte, verstanden wird. Sie wird klar abgegrenzt von Formen der Sterbehilfe, die sich auf die Freiheit für ein selbstbestimmtes Sterben berufen (wie der ärztlich-assistierte Suizid und die aktive Sterbehilfe).

Von Ärzten wird die Einsatzmöglichkeit einer palliativen Sedierung in Situationen mit für den sterbenden Patienten unerträglichen (körperlichen), therapierefraktären Leidenssituationen als notwendig gesehen. Sie kann als eine *ethisch gebotene* therapeutische Antwort auf unerträgliches, therapierefraktäres Leiden beschrieben werden. Sie wird nicht als Sonderform einer Tötung auf Verlangen verstanden und soll nicht als solche praktiziert werden (sh. *EACP framework*).

Es besteht große Einigkeit, dass Midazolam das Medikament der ersten Wahl sein sollte, Opioide nicht zur Sedierung eingesetzt werden sollen und dass Levopromazin (vor allem in Delir-Situationen), Phenobarbital und Propofol in weiterhin therapierefraktären Leidenszuständen als *second line* Medikamente eingesetzt werden können. Schwerstes körperliches Leid beim sterbenden Patienten ist als Indikation für eine terminale Sedierung anerkannt, wenn alle anderen therapeutischen Möglichkeiten ausgeschöpft sind. Es besteht jedoch kein Konsens, ob unerträgliches, existentielles Leiden eine Indikation für eine palliative Sedierung sein soll (NL, EAPC, deutsche Palliativleitlinie: fraglich, kein Konsens; Oechsle: nur intermittierende Sedierung; AMA: keine Indikation). Umstritten bleibt auch, ob die künstliche Zufuhr von Nahrung und Flüssigkeit am Lebensende beim Einsatz einer tiefen und kontinuierlichen Sedierung bis zum Tod erfolgen soll (NL: eher nein; alle anderen: Einzelfallentscheidung). Alle genannten Leitlinien empfehlen, dass die Entscheidung über die Zufuhr von Flüssigkeit und Kalorien im Einzelfall *unabhängig* von der Entscheidung zur Sedierung erfolgen soll.

3.1.2 Gesetze zur Tötung auf Verlangen (Niederlande, Canada)

Während die medizinischen Leitlinien zur terminalen Sedierung beschreiben, wie diese sachgerecht durchzuführen ist, und versuchen, das Indikationsgebiet für die medizinische Prozedur zu definieren, liegt der Schwerpunkt der Gesetze, Urteile und Leitlinien zur aktiven Sterbehilfe und dem (ärztlich) assistierten Suizid in der Betonung der Freiverantwortlichkeit und des autonom gebildeten Willens des Patienten resp. Suizidwilligen. Ein Großteil der internationalen Gesetze und Richtlinien zum PAS und zur VAE legt dennoch neben dem autonomen Wunsch, sein Leben zu beenden, weitere Grundbedingungen fest, unter denen es Menschen erlaubt ist, ihr Leben eigenständig oder mit Hilfe vorzeitig zu beenden. Diese Grundbedingungen sind i. d. R. eine schwere, lebensbegrenzende Erkrankung und/oder unter dem Begriff *unerträgliches Leiden* zusammengefasst. Eine Ausnahme bildet das Urteil des deutschen Bundesverfassungsgerichts, das *ein Recht auf selbstbestimmtes Sterben als Ausdruck persönlicher Autonomie* jedem erwachsenen Bürger, unabhängig von körperlichem Leiden zugesteht.[24]

Während eine terminale Sedierung, bei hierfür bestehender Indikation, allen Altersgruppen offensteht, sind begleitete Suizide in fast allen Ländern Erwachsenen vorbehalten. In den Niederlanden ist jedoch seit vielen Jahren ein PAS oder eine VAE auch bei Minderjährigen ab zwölf Jahren erlaubt, in Belgien wurde eine untere Altersbeschränkung aufgehoben.

Ich möchte im Folgenden Regularien aus den Niederlanden und Canada kurz vorstellen. In beiden Ländern ist die Durchführung der aktiven Sterbehilfe unter bestimmten Bedingungen erlaubt.

Das niederländische *Gesetz über die Kontrolle der Lebensbeendigung auf Verlangen und der Hilfe bei der Selbsttötung,* das am 1. April 2002 in Kraft getreten ist, formuliert im Strafgesetzbuch sechs Sorgfaltsbedingungen, um einen Strafausschließungsgrund für Ärzte zu definieren, die einen assistierten Suizid *(physician assisted suicide, PAS)* oder eine Tötung auf Verlangen (*voluntary active euthanasia, VAE*) begleiten.[25]

Diese Sorgfaltskriterien sind,

dass der Arzt zu der Überzeugung gelangt ist,

1. dass die Bitte des Patienten freiwillig ist und er diese nach reiflicher Überlegung gestellt hat.
2. dass der Zustand des Patienten aussichtslos und sein Leiden unerträglich ist.

sowie

3. eine Aufklärung des Patienten über seine Situation und Prognose erfolgt ist.

---

[24] Urteil Bundesverfassungsgericht zum § 217: Urteil vom 26.02.2020 2BvR 2347/15, 2 BvR 2527/16, 2 BvR 2354/16m 2 BvR 1593/16, 2 BvR 1261/16, 2 BvR 651/16, das das Verbot der geschäftsmäßigen Förderung der Selbsttötung für verfassungswidrig erklärte.

[25] Niederlande: Gesetz über die Kontrolle der Lebensbeendigung auf Verlangen und der Hilfe bei der Selbsttötung (in Kraft getreten zum 1. April 2002).

4. dass Arzt und Patient gemeinsam zu dem Schluss gekommen sind, dass es keine andere annehmbare Lösung gibt.
5. dass mindestens ein weiterer Arzt konsiliarisch hinzugezogen wurde, der den Patienten persönlich untersucht und schriftlich seine Einschätzung zu den Kriterien 1–4 festhält.
6. dass bei der Lebensbeendigung oder bei der Hilfe zur Selbsttötung mit medizinischer Sorgfalt vorgegangen wurde.

Auch Jugendliche können im Einvernehmen mit den Erziehungsberechtigten eine VAE oder einen PAS erhalten, wenn sie älter als 12 Jahre sind. Aktuell wird diskutiert, diese Altersgrenze weiter zu senken, dieses wird vor allem von Kinderärzten gewünscht, die aus ihrer praktischen Erfahrung berichten, dass Kinder schon ab einem Alter von neun bis elf Jahren Wünsche für ihr selbstbestimmtes Sterben klar formulieren können.[26] In den Niederlanden sind über die Jahre Strukturen entstanden, die den Umgang mit assistiertem Sterben regeln. Es gibt Konsultationsärzte, die angefragt werden können, regionale Kontrollkommissionen, denen eine VAE / ein PAS gemeldet werden müssen, eine jährliche Statistik. Die Kommission beurteilt aufgrund der Meldung, ob der durchführende Arzt bei einem PAS / einer VAE die Sorgfaltskriterien erfüllt hat, und setzt den Arzt innerhalb von 6 Wochen zu ihrer Entscheidung in Kenntnis. Wenn Ärzte die genannten Sorgfaltskriterien nicht einhalten, droht ihnen gemäß Artikel 293 eine Gefängnisstrafe bis zu 12 Jahren oder eine Geldstrafe (VAE) respektive laut Artikel 294[27] eine Gefängnisstrafe bis zu drei Jahren oder eine Geldstrafe (PAS).
Es ist also das Vorliegen eines *unerträglichen Leidens* vorausgesetzt, um eine aktive Sterbehilfe mit Sorgfalt zu begleiten zu dürfen, eine lebenslimitierende Erkrankung mit weniger als sechs Monaten Lebenserwartung wird jedoch nicht explizit gefordert (im Gegensatz zu Gesetzgebungen, die den assistierten Suizid erlauben, wie z. B. Oregon), so dass der Indikationsraum sich für die Maßnahme vergrößert. Anders als in der Schweiz (nur PAS) ist die Beihilfe zum Suizid und die aktive Sterbehilfe dem ärztlichen Berufsstand

[26] de Keijzer, S. C., Widdershoven, G., Verhagen, A. A. E., & Pasman, H. R. (2023). The age limit for euthanasia requests in the Netherlands: a Delphi study among paediatric experts. *Journal of medical ethics*, *49*(7), 458–464. https://doi.org/10.1136/jme-2022-108448.

[27] Artikel 293 und 294 des niederländischen Strafgesetzbuchs wurden entsprechend geändert, Kapitel IV im zitierten niederländischen Gesetz über die Kontrolle der Lebensbeendigung auf Verlangen und der Hilfe bei der Selbsttötung.

vorbehalten. Fristen werden keine genannt. Ein Zweitbegutachtungsverfahren wird vorgeschrieben.

In Canada wurde die Bill C-14 *Medical Assistance in Dying (MAID)* am 17. Juni 2016 verabschiedet.[28] Hier werden für Ärzte, Pflegekräfte, Apotheker und weitere Personen, die eine *medical assistance in dying* anbieten, Ausnahmen für verschiedene Straftaten nach dem Strafgesetzbuch definiert. Die Gesetzesänderung wurde angestoßen durch die *Carter decision*[29] und dem daraus folgenden *Quebec's Act respecting end-of-life care* (2014)[30], jener Text behandelt neben Regeln für eine MAID u. a. auch Regularien bezüglich einer kontinuierlichen palliativen Sedierung.

Mit der Bill C-14 können Patienten unter bestimmten Bedingungen MAID erhalten.
Es werden fünf Bedingungen genannt:

1. Der Patient ist in Canada gesetzlich krankenversichert.
2. Der Patient ist mindestens 18 Jahre alt und einwilligungsfähig in Bezug auf Gesundheitsangelegenheiten *(capable)*.
3. Der Patient leidet an einer schwerwiegenden und unheilbaren Erkrankung. Hier werden Beispiele genannt: unheilbare Erkrankung oder Behinderung oder fortgeschrittener Verlust von Fähigkeiten, die zu physischen oder psychologischem, unerträglichem Leiden führen, welches nicht mit anderen, für den Patienten akzeptablen Mitteln gelindert werden kann, oder ein natürlicher Tod ist absehbar angesichts der medizinischen Diagnosen. Eine genaue zeitliche Prognose wird nicht gefordert.

---

[28] Zitiert aus: Legislative summary Bill C-14: An Act to amend the Criminal Code and to make related amendments to other Acts (medical assistance in dying); Library of Parliament, Publication No. 42-1-C14-E.

[29] Carter vs. Canada: hier hat eine an ALS erkrankte Frau auf ein Recht für MAID geklagt, ihre Rechte als kompetente Erwachsene sehe sie beschnitten, wenn ihr trotz ihrer schweren, progredient verlaufenden Erkrankung, die ihr unerträgliches Leiden verursache, keine Möglichkeit gegeben werde, ihr Leben gemäß ihrem Wunsch zu beenden und sich hierbei helfen zu lassen. Es stand ein behandelnder Arzt zur Verfügung, der bei einer gerichtlichen Genehmigung bereit war, eine Tötung auf Verlangen durchzuführen.

[30] Dieser erlaubt eine Tötung auf Verlangen, aber keinen ärztlich assistierten Suizid. https://canlii.ca/t/562rf.

4. Die Person hat ihre Anfrage freiwillig ohne äußeren Druck formuliert.
5. Die Person gibt eine informierte Einwilligung (*informed consent*).

3.1.3 Leitlinien terminale Sedierung und aktive Sterbehilfe im Vergleich

In den oben beschriebenen Leitlinien zur terminalen Sedierung und Gesetzen zur aktiven Sterbehilfe zeigen sich Unterschiede für den Geltungsbereich und zum Verfahren der jeweiligen Prozedur. Abschließend sollen hier die Vorgaben für die beiden unterschiedlichen Prozeduren im Vergleich in einer Tabelle gegenübergestellt werden (Tabelle 3.1).

Tabelle 3.1 Unterschiede in den Regelungen zur terminalen Sedierung (EACP) und VAE (NL)

	EACP-Leitlinie TS	Gesetz NL PAS / VAE
Wer führt die Maßnahme durch?	Arzt	Arzt verschreibt (PAS) und führt ggf. durch (VAE)
Welche Maßnahme?	TS	PAS / VAE
Wer initiiert?	Arzt	Patient
Wartezeit	Nicht definiert, keine	Nicht definiert
Indikation, Alter	k. A.	>12a
Zeit bis zum erwarteten Tod (wann erlaubt?)	Sterbephase (NL: 14d)	Nicht definiert
Unheilbare Erkrankung	Ja	Nein
Unerträgliches, körperliches Leiden	Ja, therapierefraktär	Ja
Unerträgliches existentielles Leiden	Kein Konsens	Ja
Autonomie	Informed consent	Freiwilliger, dauerhafter Entschluss
Informed consent	Ja, wenn mgl., sonst Vertreter oder Vorausverfügung; Ausnahme: Notfallsituation	Ja, immer

(Fortsetzung)

Tabelle 3.1 (Fortsetzung)

	EACP-Leitlinie TS	Gesetz NL PAS / VAE
Ziel der Maßnahme	Bewusstlosigkeit zur Symptomkontrolle	Tod (Erlösung von unerträglichem Leiden, selbstbestimmtes Sterben)
Maßnahme an sich (wie?)	Sedativa titrieren	k. A.
(mögliche) NW	Bewusstlosigkeit, paradoxe Reaktion, (vorzeitiger Tod)	Nicht-Erfolg (Überleben)
Arzt anwesend	Ja	möglich
Zweitmeinung	erwünscht	erforderlich
Behördliche Meldung	Nein	Ja, an Gemeinde nach dem Tod
Genaue Erfassung	Nein	Ja
Festgelegte Art der Anwendung	Ja, Midazolam 1st line, 2nd line: Phenobarbital, Phenothiazin, Propofol	Nein
Wohnort abhängig	Nein	Ja, NL

3.2 Empirische Daten zur terminalen Sedierung und aktiven Sterbehilfe

Nach Gesetzen und Leitlinien werde ich zunächst die klinische Geschichte von drei meiner eigenen Patienten schildern (3.2.1). Danach werden exemplarisch einige Umfragen zum Thema terminale Sedierung vorgestellt, und zwar aus der Perspektive von Ärzten und Behandlungsteams auf der einen Seite (Fachleute) und aus der Sicht von Schwerkranken oder Sterbenden und ihren Zugehörigen (Betroffene, 3.2.2) auf der anderen Seite. Ärzte und Pflegekräfte sind im Prozess der Betreuung von Sterbenden natürlich auf ihre eigene Weise auch persönlich betroffen, berichten aber in Interviews hauptsächlich aus ihrer professionellen Perspektive.

3.2.1 Aus der Praxis einer Kinderonkologin

Sedierungen werden besonders in der Pädiatrie häufig eingesetzt. Geradezu klassisch sind kurze Sedierungen für schmerzhafte Prozeduren wie Lumbal- oder

Knochenmarkpunktionen. Sie werden in Kinderonkologien täglich durchgeführt. Es wird entweder eine Kombination aus Benzodiazepinen, typischerweise Midazolam (Minderung der Vigilanz, anterograde Amnesie) mit Ketanest (Analgesie) oder eine Kombination aus Propofol (Narkotikum, Minderung der Vigilanz) mit Ketanest eingesetzt. Außerdem benötigen Patienten, die intensive Chemotherapien erhalten, häufig eine analgetische Therapie mit Opiaten, z. B. bei einer durch die Chemotherapie bedingten schmerzhaften Mucositis oder nach großen Operationen. Hier werden typischerweise Morphin oder Hydromorphon als Dauerinfusionen gegeben. Ab und zu wird bei therapierefraktärer Übelkeit unter Chemotherapie eine Midazolam-Dauerinfusion zur Behandlung derselben angesetzt.

Kinder mit einer Krebserkrankung in palliativer Situation haben häufig zum Lebensende eine hohe Symptomlast zu ertragen. Diese unterscheidet sich je nach zugrundeliegender Erkrankung: Kinder mit metastasierten soliden Tumoren haben typischerweise eine ausgeprägte Schmerzproblematik, des Weiteren eine Tumorkachexie und zunehmende Schwäche; Schmerzen sind auch bei Leukämiepatienten in der Endphase ihres Lebens ein relevantes Problem, hinzu kommen hier Transfusionsbedarf, ein deutlich erhöhtes Blutungsrisiko und Ergüsse; Kinder mit Lungenmetastasen können unter Atemnot leiden; bei Kindern mit Hirntumoren stehen ein progredienter Verlust neurologischer Funktionen und im Endstadium eine Vigilanzminderung (bedingt durch einen erhöhten Hirndruck), Erbrechen und das Risiko von Krampfanfällen im Vordergrund.

Während wir bei Kindern mit Hirntumoren in der palliativen Behandlungsphase selten starke Schmerzmittel benötigen, ist der Einsatz von Opiat-Dauerinfusionen bei anderen onkologischen Kindern in der Endphase ihres Lebens die Regel. Wie inzwischen in zahlreichen Studien beschrieben (z. B. Sykes und Thorns, 2003[31]), haben wir als Ärzte nicht den Eindruck, das Leben unserer Patienten durch eine wohl-, wenn auch häufig sehr hochdosierte Hydromorphontherapie zu verkürzen. Einige Patienten sind bei Beginn einer intensiven Schmerztherapie müde (ggf. Erschöpfung bei Entspannung bei zuvor ausgeprägten Schmerzen?), jedoch zeigt sich im Verlauf üblicherweise *keine* Minderung der Vigilanz durch die Medikation mit Opiaten. Sie werden entsprechend auch *nicht zur Sedierung* des Patienten eingesetzt, sondern zur Kontrolle des Symptoms Schmerz. Wenn eine Opiatdauerinfusion spät bei sehr schmerzgeplagten Patienten mit zusätzlich bestehender Dyspnoe eingesetzt wird, macht man sich

[31] Sykes, N., & Thorns, A. (2003). The use of opioids and sedatives at the end of life. *The Lancet. Oncology*, *4*(5), 312–318. https://doi.org/10.1016/s1470-2045(03)01079-9.

möglicherweise auch als erfahrene Ärztin Sorgen um die bekannte *atemdepressive Nebenwirkung* der Opiate. Folgende kurze Fallskizze hierzu:

Fallskizze 1:
S. ist zwölf Monate alt, als der Mutter beim Wickeln auffällt, dass er kaum mehr die Beine bewegt und Schmerzen zu haben scheint. Bei Erstvorstellung im Krankenhaus liegt ein kompletter Querschnitt vor, der durch ein paravertebrales Neuroblastom mit Einwachsen in den Spinalkanal bedingt ist. Es kommt zu einer notfallmäßigen Operation, die eine rasche Besserung der neurologischen Problematik bringt. Bei Vorliegen eines n-myc positiven Hochrisiko-Neuroblastoms erfolgt eine intensive Chemotherapie, Hochdosischemotherapie, Bestrahlung und eine Erhaltungstherapie. Die Therapie zieht sich über etwa ein Jahr. Wenige Monate nach Beendigung der Therapie erleidet S. ein Rezidiv, das erneut über eine Schwäche in der unteren Extremität klinisch auffällt, neben dem Lokalrezidiv zeigen sich ausgeprägte Lungenmetasten. Der Patient wird ambulant angebunden und palliativ weiterhin durch die Kinderonkologie versorgt. Wenige Monate nach der Rezidivdiagnose bringt die Mutter S. wegen Verschlechterung des Allgemeinzustands in die Klinik. S. wirkt schwer krank, sein Hautkolorit ist grau, er zeigt kaum Reaktionen auf Ansprache, hat eine komplette Paraparese, wirkt schmerzgeplagt und ist dyspnoeisch. Die Sauerstoffsättigung liegt bei 40 %. Das Kind wird notfallmäßig aufgenommen. Wir besprechen mit der Mutter, dass wir eine analgetische Therapie mit Morphin für indiziert halten, um S. Erleichterung zu verschaffen. Das Kind hat im Rahmen der Chemotherapie bereits Opiate zur Behandlung von Schmerzen bei Mucositis erhalten, die Mutter hat keine Angst vor dem Medikament an sich. Über die atemdepressive Nebenwirkung von Morphin wird noch einmal explizit aufgeklärt, da die Behandler sich sorgen, dass S.' Atmung, auch bei vorsichtigem, niedrig-dosierten Beginn der Morphintherapie, akut aussetzen könnte. Die Mutter ist dennoch einverstanden. Ein Morphinperfusor wird unter kontinuierlichem Monitoring der Sättigung unter ärztlicher Überwachung begonnen. Die Dosis wird langsam gesteigert, bis S. entspannt. Seine Atmung wird ruhiger. Die Sauerstoffsättigung steigt auf etwa 90 %. S. kann nach zwei Tagen mit einer Morphinpumpe in die ambulante palliative Betreuung nach Hause entlassen werden. Er stirbt eine Woche später im Kreise seiner Familie.

In der hier beschriebenen Situation sind Opiate hochdosiert zur Behandlung von Schmerzen und Dyspnoe eingesetzt worden, mit einem nicht unerheblichen Risiko, das Leben des kleinen Patienten unmittelbar zu beenden resp. zu verkürzen. In der aktuellen Wertung wird diese Form der Therapie als *Therapie am*

Lebensende (früher: *indirekte Sterbehilfe)* verstanden.[32] Nicht nur eine eventuelle Lebensverkürzung, sondern das unmittelbare Versterben des Patienten mit Beginn der Schmerzpumpentherapie wird in Kauf genommen. Dies bedeutet – trotz der ethischen und rechtlichen Erlaubtheit – eine erhebliche emotionale Belastung für Verwandte und Behandler. Bei akutem Versterben des Patienten hätte, in der heutigen deutschen Wertung, keine (verbotene) aktive Sterbehilfe vorgelegen. Die eingesetzte Therapie war indiziert, die Medikation wurde titriert und war in ihrer Dosis angemessen. Die *Intention* der eingesetzten Therapie war die Kontrolle schwerwiegender Symptome (nicht der Tod des Jungen).

In der Abgrenzung zwischen einer terminalen Sedierung und der aktiven Sterbehilfe wird neben der *Intention des Behandlers* (Symptomlinderung vs. Tod) in der praktischen Anwendung auch auf *unterschiedliche Zeithorizonte* verwiesen: während bei einem typischen Fall von aktiver Sterbehilfe ein Arzt seinem Patienten auf dessen Verlangen bewusst eine letale Dosis eines Narkotikums und ein Muskelrelaxans verabreicht, so dass der Patient unmittelbar zu Tode kommt, zeichnet sich die terminale Sedierung dadurch aus, dass Medikamente langsam eintitriert werden, bis das Behandlungsziel der Symptomkontrolle resp. die gewünschte Bewusstlosigkeit erreicht ist. Patienten, die eine terminale Sedierung erhalten, sollen also nicht unmittelbar mit der Verabreichung des Medikaments sterben, sondern protrahiert, u. U. versterben sie bei zudem beendeter Zufuhr von Nahrung und Flüssigkeit durch Dehydratation. Das *Setzen einer tödlich wirksamen Spritze*[33] ist als aktive Tötung des Patienten verboten, während das protrahierte Sterbenlassen unter einer terminalen Sedierung als *ultima ratio* bei anderweitig nicht behandelbaren, schwerwiegenden Symptomen und nach ausführlicher Aufklärung und mit dem Einverständnis des Patienten erlaubt ist. In der deutschen S3 Leitlinie zur palliativen Versorgung von Krebspatienten wird die *palliative Sedierung* definiert *»als der überwachte Einsatz von Medikamenten mit dem Ziel einer verminderten oder aufgehobenen Bewusstseinslage (Bewusstlosigkeit), um die Symptomlast in anderweitig therapierefraktären Situationen in einer für Patienten, Angehörige und Mitarbeiter <u>ethisch akzeptablen Weise</u> zu reduzieren [...] Die palliative Sedierung ist erlaubt, wenn sie indiziert ist und sie fachgerecht durchgeführt wird«* (Unterstreichung hinzugefügt).[34]

---

[32] Die Begriffe sind ausführlich erklärt in der Erweiterten S3-Leitlinie Palliativmedizin für Patienten mit einer nicht-heilbaren Krebserkrankung. Langversion 2.2 – September 2020, AWMF-Registernummer: 128/001 OL, S. 437.

[33] So heißt es in der S3-Leitlinie auf S. 437.

[34] Erweiterte S3-Leitlinie Palliativmedizin für Patienten mit einer nicht-heilbaren Krebserkrankung. Langversion 2.2 – September 2020, AWMF-Registernummer: 128/001 OL, S. 437. Unterstreichung hinzugefügt.

Während die Intention des Behandlers letztlich von außen nicht beurteilt werden kann, ist die zeitliche Dimension der Verfahren durchaus messbar. Zu diesem Punkt zwei weitere kurze Fallskizzen aus meiner eigenen Erfahrung:

Fallskizze 2:
T. ist sechszehn, als bei ihr eine Leukämie (common ALL) diagnostiziert wird. Sie wird für die Therapie in den mittleren Risikoarm stratifiziert, d. h. sie erhält eine intensive Chemotherapie, aber keine Knochenmarktransplantation. Die Ersttherapie absolviert sie mit den typischen, aber keinen außerordentlichen Nebenwirkungen. Noch in der Dauertherapie kommt es zum Rezidiv der Leukämie. Sie erhält erneut eine intensive Chemotherapie und wird nach Erreichen einer zweiten Remission im Alter von 18 Jahren Knochenmark-transplantiert (Spenderin: Schwester). Nach der Transplantation besteht eine stabile Remission, T. entwickelt jedoch eine schwere akute graft-vs- host disease (GvHD), die insbesondere mit einer schweren Schädigung ihrer gesamten Haut einhergeht. Multiple immunsuppressive Therapieversuche führen zu keiner Besserung der Symptome. T. wird über Monate wechselnd zu Hause und in der Klinik behandelt. Verbandswechsel (Arme, Beine, Rumpf) sind schließlich nur noch unter Sedierung wie bei einer Verbrennungspatientin möglich. Es gibt keinen Pflegedienst, der die Versorgung der Patientin zu Hause übernehmen kann, auch die betreuenden Stationen (Kinder-KMT Station und dermatologische Station) zeigen sich letztlich überfordert mit der Versorgung der Patientin, immer wieder werden Vorwürfe laut, dass Mutter und Patientin incompliant seien und daher die Haut nicht heile. Schlussendlich ist T. zu Hause und kommt dreimal pro Woche für einen Verbandswechsel in die kinderonkologische Tagesklinik. Schon die Mobilisierung aus dem Rollstuhl auf die Patientenliege ist für die Patientin eine einzige Qual, sie nimmt die Art der Versorgung jedoch an. Nach einem Wochenende kommen Mutter und Tochter zum Verbandswechsel geplant in die Tagesklinik. T. gibt an, dass es ihr nicht gut gehe, die ganze Haut sei rot und ihr tue alle weh. Wegen vorbekannter Osteonekrosen und Knochenschmerzen besteht bereits eine hochdosierte orale Opiattherapie. Ein zentraler Zugang (Hickman) ist bei Verdacht auf eine Infektion vor Wochen gezogen worden. Zugangsanlagen für die Sedierung werden zur zunehmenden Herausforderung für alle Beteiligten, weil die gesamte Haut der Patienten ›offen‹ ist. Der Verbandswechsel wird durchgeführt, es zeigen sich schmierige Belege und eine deutliche Verschlechterung der Wundsituation am gesamten Körper. Die Entzündungswerte kommen am Nachmittag zurück und sind maximal erhöht. Es besteht akut eine Indikation zur intravenösen antibiotischen Therapie. Diese wird nach ärztlichem Ermessen aber die schwierige Situation nicht grundsätzlich verbessern. T. und ihre Mutter sind geplagt nach Monaten der sehr belastenden Versorgung, T.s Schmerzen scheinen phasenweise unerträglich, beiden

fehlt der Ausblick, wie es weitergehen soll. Auch aus ärztlicher Sicht fehlen Konzepte, die eine anhaltende Verbesserung der Situation in Aussicht stellen können. T. ist verzweifelt und müde. Sie möchte keine erneute Antibiotika-Therapie. Sie kann nicht mehr. Ärztlicherseits wird erstmals klar ausgesprochen, dass die therapeutischen Möglichkeiten, sie langfristig gesund zu machen, ausgeschöpft scheinen. T. überlegt, dass sie dann möglicherweise keine Antibiotika möchte, aber ihre Schmerzen könne sie so nicht mehr aushalten. Es wird ein Vorschlag für eine dauerhafte Sedierung zur Symptomkontrolle gemacht. T. fragt, ob sie in der Sedierung sterben wird, wenn keine Antibiotika gegeben werden (»soll ich dann meine Kiste bestellen, oder wie?«). Der Tod bei fehlender antibiotischer Therapie bei beginnendem septischem Krankheitsbild wird als sehr wahrscheinlich beschrieben. T. und ihre Mutter bitten um Bedenkzeit. Nach wenigen Stunden steht T.s Entschluss fest: sie möchte auf die Gabe von Antibiotika und i. v. Flüssigkeit (auch wegen der schwierigen Zugangssituation) verzichten und sie möchte schlafen. Wir sichern ihr zu, dass die Verbandswechsel fortgeführt werden, während sie schläft. Sie wird auf die kinderonkologische Station aufgenommen. In Anwesenheit der Familie beginnen wir eine tiefe, kontinuierliche Sedierung, es erfolgt keine Gabe von zusätzlicher i. v. Flüssigkeit. T. schläft unter steigenden Sedativa (Midazolam) und Analgetika (Hydromorphon) in Anwesenheit ihrer Familie ein. Sie bleibt ohne Bewusstsein und verstirbt nach vier Tagen.

<u>Fallskizze 3:</u>
F. ist zwei Jahre alt, als er an einer AML erkrankt. Im Rahmen der Therapie der Hochrisiko-AML erhält er nach einer intensiven Chemotherapie eine Knochenmarktransplantation von einem Fremdspender in erster Remission. Kaum zwei Monate nach der Transplantation erleidet er ein Rezidiv der AML. Zur Therapie des Rezidivs wird folgender Versuch unternommen: die bestehende Immunsuppression zur GvHD-Prophylaxe wird beendet, um einen graft-vs-leukemia effect zu erzeugen und so die Leukämie immunologisch unter Kontrolle zu bekommen. Dies gelingt zunächst. F. entwickelt jedoch eine schwere Darm-GvHD (klinisch: blutige Durchfälle und ausgeprägte Bauchschmerzen), so dass erneut eine Immunsuppression notwendig wird. Hierunter kehrt die Leukämie zurück, die GvHD-Symptome bessern sich jedoch kaum. F. ist so krank, dass eine Entlassung nach Hause nicht möglich ist. Er ist seit Monaten auf der Kinder-KMT Station, beliebt beim Personal, er und seine Eltern fühlen sich auf der Station wohl und es herrscht trotz der medizinisch schwierigen Situation stets ein gutes Vertrauensverhältnis zwischen Eltern und Behandlern. F.s Zustand verschlechtert sich rasch, er hat einen aufgetriebenen Bauch durch die leukämische Infiltration von Leber und Milz sowie Aszites, er leidet an ausgeprägten blutigen Durchfällen und benötigt täglich Transfusionen. Es

besteht eine intensive Schmerztherapie mit Opiaten. In seinen letzten Tagen erhält er zudem Midazolam per Perfusor zur Beruhigung, die Dosis ist jedoch so niedrig, dass er noch vigilant ist. In der Sterbephase liegt er zwischen seinen Eltern im Bett, hält seinen Bauch und weint »aua, mein Bauch«, immer und immer wieder, über Stunden. Er quält sich und kämpft. Den Eltern wird die zusätzliche Gabe eines Beruhigungsmittels (Phenobarbital) in einer niedrigen Dosis vorgeschlagen, da die Situation unerträglich scheint. Dass eine intravenöse (i. v.) Bolusgabe zur Atemdepression und unmittelbaren Versterben führen kann, wird besprochen und von den Eltern verstanden. Sie wünschen dennoch die Gabe. Ich spritze eine niedrige Dosis Phenobarbital in den Schlauch, das Medikament wird in den nächsten Minuten durch die laufende Infusion in F. infundiert. Ich bleibe im Zimmer. F.s Weinen wird schwächer, er seufzt, schließt die Augen, seine Atmung steht still. Er stirbt etwa zwei Minuten nach dem i. v. Bolus Phenobarbital.

In beiden beschriebenen Fällen leiden die Patienten unter einer unerträglichen, therapierefraktären Symptomlast. Zu den von uns Ärzten angebotenen und dann durchgeführten Maßnahmen bestand jeweils ein klares Einverständnis (bei T.: erwachsene Patientin; bei F.: Eltern). Sowohl die geplante tiefe Sedierung bis zum Lebensende als auch die i. v. Bolusgabe von Phenobarbital bei einem sterbenden Kleinkind waren *intendiert zur Linderung der Symptome*, beide haben absehbar zum Versterben der Patienten geführt, nur in einer unterschiedlichen Zeitlinie. Die Art der Sedierung bei T. kann als terminale Sedierung eingeordnet werden, der Einsatz der Medikamente war überwacht, es lag eine Einwilligung vor, die Prozedur wurde fachgerecht durchgeführt, es bestand eine therapierefraktäre Situation. Das Verfahren bei T. sollte also als erlaubt gelten. Gilt dies auch für die i. v. Bolusgabe bei F.?

In palliativen Notfallsituationen (vor allem akute, schwere Blutung) wird der akute Einsatz (die Bolusgabe) von Sedativa als wichtig und richtig angesehen. Der rein zeitliche Faktor, das Eintitrieren im Vergleich zur Gabe einer hohen Einzeldosis eines Sedativums, kann somit nicht das alleinig entscheidende Momentum sein, um zwischen einer akuten Sterbehilfe und einer terminalen Sedierung zu unterscheiden. Bleibt als einziges relevantes Unterscheidungsmerkmal zwischen den beiden Prozeduren schließlich nur die *Intention des Arztes* übrig? Und wenn ja, da wir sie von außen nicht sicher ermessen können, wie können wir die eine Prozedur der aktiven Sterbehilfe im Strafgesetzbuch verbieten, während es zu der terminalen Sedierung keine gesetzlichen Regelungen, Meldepflichten o. ä. gibt?

Nach der Schilderung eigener Erfahrungen, in denen vielleicht schon das Dilemma durchscheint, in dem sich Ärzte, Behandlungsteams, Patienten und Zugehörige befinden, möchte ich im folgenden Abschnitt auf ausgewählte Umfragen zur terminalen Sedierung eingehen.

3.2.2 Empirische Daten zu Haltungen zur (terminalen) Sedierung und Sterbehilfe unter Fachleuten und Betroffenen

Die Frage der Einordnung der terminalen Sedierung wird in einem Artikel von Billings und Block (1996)[35] schon mit dem Titel *Slow Euthanasia* beantwortet. Sie wird, ebenso wie das Höhertitrieren der Opiattherapie am Lebensende, jedoch nicht als prinzipiell verwerflich erachtet. Ärzte möchten in ihrer Profession in der Regel nicht als Totbringer ihrer Patienten verstanden werden, sehen sich dennoch im klinischen Alltag einem unermesslichen Leid einzelner Patienten gegenüber und fühlen sich verpflichtet, ihnen zu helfen, ihre Symptomlast zu reduzieren. Sie greifen in Ausnahmesituationen zu Extremmaßnahmen wie einer terminalen Sedierung, weil nichts anderes hilft *(ultima ratio)*.

Neben dem theoretischen Überbau und der ethischen Reflexion über verschiedene eingesetzte Methoden beim sterbenden Patienten halte ich den Blick in die Praxis für wichtig. Es wurde daher eine Literaturrecherche nach Umfragen unter den Schlagwörtern *»euthanasia«* und *»palliative sedation«* (in pubmed, englisch-sprachige Veröffentlichungen) durchgeführt. Eine umfassende Erfassung und Analyse sämtlicher Umfragen zu dem genannten Thema sprengen den Umfang dieser Arbeit, aber einzelne Veröffentlichungen, die Sichtweisen von Ärzten resp. Behandelnden (Fachleute) auf der einen Seite und von Patienten und deren Betreuenden (Betroffene) auf der anderen Seite schildern, möchte ich nennen.

Fachleute

Einige Ergebnisse aus Umfragen unter Ärzten und Pflegekräften, die schwerpunktmäßig in der Palliativmedizin arbeiten, sollen hier exemplarisch vorgestellt werden. Die herausgesuchten Veröffentlichungen sind von Autoren aus verschiedenen Ländern Europas. Die rechtliche Lage zu unterschiedlichen Formen der Sterbehilfe in Europa ist uneinheitlich und aktuell gekennzeichnet von einer Änderung der Gesetze hin zu einer *Öffnung gegenüber Sterbehilfeverfahren* in einigen Ländern. Während in Polen jegliche Form der Sterbehilfe (also auch das Sterbenlassen eines Patienten an seiner Erkrankung durch z. B. Unterlassen einer Therapie) formal verboten ist, sind in den Niederlanden seit 2002 alle vier Formen der Sterbehilfe bis zur aktiven

---

35 Billings, J. A., & Block, S. D. (1996). Slow euthanasia. *Journal of palliative care*, *12*(4), 21–30.

Sterbehilfe unter bestimmten Bedingungen erlaubt.[36] Außerhalb Europas ist der ärztlich assistierte Suizid in einigen Staaten der USA erlaubt (erster Staat: Oregon im Jahr 1997[37]), die aktive Sterbehilfe jedoch verboten. In Canada und Kolumbien sind der ärztlich assistierte Suizid und die aktive Sterbehilfe im letzten Jahrzehnt legalisiert worden (Canada 2016, Kolumbien 2015), in Australien sind in Victoria (seit 2017) und West Australien (seit 2019) alle Formen der Sterbehilfe legal (Mroz et al., 2021[38]).

Es ist nicht auszuschließen, dass die gesetzliche Regelung, vor allem zur aktiven Sterbehilfe, aber auch zum assistierten Suizid, Meinungen, auch die normative Bewertung, bei Ärzten und anderen Behandlern zur terminalen Sedierung beeinflusst. Unter Umständen äußern sich Ärzte und Pflegekräfte aus Staaten mit einer liberalen Haltung zur aktiven Sterbehilfe anders in ihrer Einschätzung zur terminalen Sedierung als Behandler aus Ländern, in denen die aktive Sterbehilfe verboten und möglicherweise tabuisiert ist.

Frankreich, Großbritannien und Norwegen

In Frankreich, Großbritannien und Norwegen sind bis heute sowohl der ärztlich assistierte Suizid als auch eine aktive Sterbehilfe verboten.

Eine französische Studie aus dem Jahr 2020 untersuchte den Einsatz von Midazolam bei Krebspatienten in einer palliativen Behandlungssituation (Gamblin et al., 2020[39]). In Frankreich ist seit dem 2. Februar 2016 ein weltweit einzigartiges Gesetz in Kraft, dass einem Patienten mit unheilbarer Erkrankung und kurzer Lebenserwartung bei therapierefraktärem Leiden auf seinen Wunsch hin das *Recht* auf die Applikation einer tiefen, kontinuierlichen Sedierung zugesteht.[40] Das Gesetz fordert die Einholung eines *informed consent* des Patienten

[36] https://www.cdl-rlp.de/Unsere_Arbeit/Sterbehilfe/Sterbehilfe-in-Europa.htlm, abgerufen am 17.05.2023.

[37] Death with DignityAct: https://www.oregon.gov/oha/ph/providerpartnerressoureces/evaluationresearch/deathwithdignityact/pages/index.aspx, abgerufen am 18.05.2023.

[38] Mroz, S., Dierickx, S., Deliens, L., Cohen, J., & Chambaere, K. (2021). Assisted dying around the world: a status quaestionis. *Annals of palliative medicine, 10*(3), 3540–3553. https://doi.org/10.21037/apm-20-637.

[39] Gamblin, V., Berry, V., Tresch-Bruneel, E., Reich, M., Da Silva, A., Villet, S., Penel, N., & Prod'Homme, C. (2020). Midazolam sedation in palliative medicine: retrospective study in a French center for cancer control. *BMC palliative care, 19*(1), 85. https://doi.org/10.1186/s12904-020-00592-3.

[40] Claeys-Leonetti Law, u. a. zitiert in Raus, K., Chambaere, K., & Sterckx, S. (2016). Controversies surrounding continuous deep sedation at the end of life: the parliamentary and societal debates in France. *BMC medical ethics, 17*(1), 36. https://doi.org/10.1186/s12910-016-0116-2.

(aktuell oder per Vorausverfügung oder durch einen Stellvertreter, ggf. auch mutmaßlicher Wille). In der deskriptiven, retrospektiven, *single-center* Studie wurden die Daten von Patienten in stationärer palliativer Behandlung ab Januar 2014 bis Dezember 2015, die Midazolam erhalten haben, ausgewertet (Gamblin et al., 2020[41]). Von 601 palliativ-stationär behandelten Patienten im genannten Zeitraum verstarben 512. Etwa 10 % der Patienten erhielten während des stationären Aufenthaltes Midazolam (n = 54). Die Indikation zur Sedierung bestand in etwa der Hälfte der Patienten durch therapierefraktäre Symptome (48 %), in 46 % der Fälle wurde Midazolam in akuten Notfallsituationen verabreicht (Asphyxie, akute schwere Blutung). Bei drei Patienten wurde Midazolam bei Vorliegen von psychologischem oder existentiellem Leiden eingesetzt. 98 % der Sedierungen wurden bis zum Tod fortgeführt. Die Einwilligung des Patienten wurde in etwa einem Drittel der Fälle eingeholt, eine dokumentierte Information des Patienten lag in 41 % der Fälle vor, in etwa 70 % der Fälle wurde eine Information der Verwandten dokumentiert. In etwa einem Drittel der Fälle wurden Kollegen konsiliarisch hinzugezogen. Eine Titration wurde in 44 % durchgeführt, die applizierten Dosen an Midazolam waren niedrig, eine präzise Dokumentation der Vigilanz der Patienten wurde nicht durchgeführt (kein routinemäßiger Einsatz von Skalen), aber es lagen subjektive Beschreibungen der Entlastung der Patienten vor. In knapp 80 % der Patienten hat die Maßnahme zur Symptomlinderung geführt, in 6,5 % zu einer Reduktion der Symptomschwere, während in 15 % der Fälle keine Besserung durch die Sedierung erreicht werden konnte. 87 % der Patienten erhielten hochdosierte Opioide zum Zeitpunkt des Beginns der terminalen Sedierung. Das mediane Überleben lag bei einem Tag (95 % CI 1–2 Tage, *range* 0–20 Tage), das *overall survival* nach 5 Tagen bei knapp 6 %.

In Zusammenschau der Daten erhielten in den Jahren 2014 und 2015, also vor Einführung des Clayes-Lionetti-Gesetzes, 10 % der stationären Palliativpatienten mit einer onkologischen Grunderkrankung Midazolam zur Sedierung, in

---

Originaltext des Gesetzes: À la demande du patient d'éviter toute souffrance et de ne pas subir d'obstination déraisonable, une sédation profonde et continue provoquant une altération de la conscience maintenue jusqu'au décès, associée à une analgésie et à l'arrêt de l'ensemble des traitements de maintien en vie, est mis en oeuvre dans les cas suivants: 1. Lorsque le patient atteint d'une affection grave et incurable et dont le pronostic vital est engagé à court terme présente une souffrance réfractaire aux traitements; 2. Lorsque le décision du patient atteint d'une affection grave et incurable d'arrêter un traitement engage son pronostic vital à court terme et est susceptible d'entraîner une souffrance insupportable.

[41] Gamblin, V., Berry, V., Tresch-Bruneel, E., Reich, M., Da Silva, A., Villet, S., Penel, N., & Prod'Homme, C. (2020). Midazolam sedation in palliative medicine: retrospective study in a French center for cancer control. *BMC palliative care, 19*(1), 85. https://doi.org/10.1186/s12904-020-00592-3.

knapp der Hälfte der Fälle lag eine akute Notfallsituation vor, die anderen Patienten erhielten die Sedierung aufgrund therapierefraktärer Symptome, ein Großteil der Patienten war vor Beginn der Sedierung intensiv analgetisch behandelt. Die Patienten erhielten Midazolam spät in der Sterbephase (medianes Überleben ein Tag). Die Sedierung mit Midazolam wurde also in einem relevanten Anteil an Patienten bereits vor einer entsprechenden gesetzlichen Regelung eingesetzt.

Die Autoren diskutieren, dass Aufklärungsprozeduren und *advance care planing* verbessert werden sollten, und kritisieren eine zu geringe Einbeziehung von Kollegen, die zu seltene Titrierung des Medikaments, da das Prinzip der Angemessenheit *(principle of proportionality)* ein Differenzierungskriterium zwischen einer CDSUD und der aktiven Sterbehilfe sei, des Weiteren sei die sorgfältige Titrierung angemessen, um Patienten trotz der hohen Symptomlast ggf. noch ein wenig Vigilanz erhalten zu können (Suche nach der geringsten effektiven Dosis). Die Autoren schließen mit den Satz *»Improvements in palliative care sedation pratices will help support patients as humanely as possible during the time they have left to live.«* Ein Kommentar zum »sozialen Tod« durch die Initiierung einer tiefen Sedierung oder zu einer möglichen Ähnlichkeit der Praxis zu einer aktiven Sterbehilfe wird nicht gemacht.

In einer britischen Studie aus 2019 befragten Vivat et al.[42] Ärzte (n = 10) und Pflegende (n = 17) in Fokusgruppen zum Einsatz von Sedativa in ihrem Einsatzgebiet der Palliativmedizin (London) und evaluierten parallel die Krankenakten von 50 Patienten, die eine kontinuierliche Sedierung am Ende ihres Lebens erhalten haben. Die Mitarbeitenden gaben an, eine terminale Sedierung primär zur Behandlung therapierefraktärer Symptome einzusetzen, in abgestufter Intensität, je nach individuellem Bedürfnis des Patienten, mit dem Ziel, die niedrigst-mögliche Dosis zu finden, um den Patienten ruhiger zu machen *(»calm, comfortable, relaxed«)*. Es wurden keine Skalen zur Erfassung der Sedierungstiefe eingesetzt, die klinische Beobachtung wurde vorgezogen. Die Sichtung der Krankenakten bestätigte die Antworten aus den Interviews. Die durchschnittlich verabreichte Menge von Midazolam betrug 10 mg pro Tag (niedrige Dosis). Die Autoren schließen, dass die terminale Sedierung in der untersuchten Kohorte

---

[42] Vivat, B., Bemand-Qureshi, L., Harrington, J., Davis, S., & Stone, P. (2019). Palliative care specialists in hospice and hospital/community teams predominantly use low doses of sedative medication at the end of life for patient comfort rather than sedation: Findings from focus groups and patient records for I-CAN-CARE. *Palliative medicine*, *33*(6), 578–588. https://doi.org/10.1177/0269216319826007.

Leitlinien-konform zur EACP-Richtlinie[43] erfolgte, ein objektivierbares Monitoring der Sedierungstiefe aber unterblieb. Sie schlussfolgern dennoch, dass die Form der Sedierung eher eine proportionierte, als eine tiefe Sedierung war.

Die Interviewten beschrieben die Bewusstseinsminderung als *Nebenwirkung* der Therapie (nicht als Mittel, um eine Symptomkontrolle zu erreichen). Die durchweg in der Palliativmedizin erfahrenen, befragten Kollegen beschreiben Ängste bei Verwandten und unerfahrenen Kollegen, dass durch die Sedierung eine Lebensverkürzung verursacht werde. Sie teilen selbst diese Meinung nicht, sehen aber die Belastung beim Personal, wenn Patienten unmittelbar bei Gabe eines Medikaments versterben (*»because of the nature of the beast … so you have a very … sick patient who is dying, who is agitated, so because of that you give them an injection, and then they die […] so for the person giving the injection that can be quite hard … hard to reconcile«; »›dying at the end of the needle‹; it's got a name«,* S. 582*)*. Die Befragten spüren Druck von allen Seiten. Auf der einen Seite steht die Angst der Verwandten, dass Ärzte Patienten verfrüht zu Tode kommen lassen durch eine Sedierung. Auf der anderen Seite sehen sie sich durch Ansprüche von Patienten herausgefordert, die sich vom Personal in ihrem Leid eine Sedierung oder die Beschleunigung des Sterbens wünschen (aus den Interviews: *»›because I don't want to wake up again, you know, after that [having been given a sedative]‹. So we started her on the syringe driver and then after two days she woke up, and she was angry, she was very, very angry, and she said, ›you promised me that … [I was] not going to wake up again‹«,* S. 583*;* aus einer Patientenakte: *»she is very tearful this morning, ›wants it all over‹ and does not want to be here. Wants to die quicker‹. Explained that we cannot make it happen quicker but we can make her more comfortable and that maybe sedation is appropriate«,* S. 584*)*.

Aus den Krankenakten geht außerdem hervor, dass die Sedierungen bei Patienten in der fortgeschrittenen Sterbephase *(imminently dying patients)* angesetzt wurden, das mediane Überleben nach Beginn der Sedierung betrug 1,5 Tage, die mediane Tagesdosis lag bei 16 mg Midazolam, dies sind sehr ähnliche Daten zu denen aus der französischen Studie und spricht m. E. für ähnliches Verhalten in unterschiedlichen Häusern und Ländern. Als Zweitlinienmedikamente wurden (gemäß der EACP-Richtlinie und wie in der französischen Studie) Levopromazin und Phenobarbital angesetzt. Aus den Interviews gehen *keine* ethischen Bedenken der Fachkräfte gegen den Einsatz einer terminalen Sedierung hervor, sie wird als *unentbehrlich zur Symptomkontrolle* bei bestimmten Patienten empfunden. Ein

---

[43] Cherny, N. I., Radbruch, L., & Board of the European Association for Palliative Care (2009). European Association for Palliative Care (EAPC) recommended framework for the use of sedation in palliative care. *Palliative medicine*, *23*(7), 581–593. https://doi.org/10.1177/0269216309107024 – s. o.

Bezug zur aktiven Sterbehilfe wird nicht hergestellt, jedoch die Notwendigkeit, gegenüber Angehörigen und unerfahrenerem Personal die Befürchtung vor einer Beschleunigung des Sterbevorgangs durch die Sedierung auszuräumen. Zudem wird auch von den erfahrenen Kollegen eine hohe emotionale Belastung durch die Prozedur beschrieben, insbesondere wenn sterbende Patienten mit der Gabe eines Medikaments unmittelbar versterben.

Eine norwegische Arbeit von Fredheim et al. aus dem Jahr 2020[44] beschäftigt sich mit klinischen und ethischen Aspekten einer Propofolsedierung im palliativen Setting. Propofol ist ein Narkotikum, hiermit wird eine höhere Sedierungstiefe als mit Midazolam erreicht, die Wirkzeit des Medikaments ist allerdings sehr kurz, eine Sedierung kann also problemlos jederzeit gestoppt werden und der Patient würde in dem Fall rasch erwachen. In der retrospektiven Studie wurden über einen Zeitraum von etwa vier Jahren Daten ausgewertet von allen Patienten, die Propofol im Rahmen einer palliativen Sedierung (PS) in der Abteilung für Palliativmedizin des *Akershus University Hospital* erhalten haben. Vierzehn Patienten wurden identifiziert und inkludiert. Indikationen waren Schmerzen, Dyspnoe und Delirium. 8 Patienten erhielten Propofol wegen des schnellen Wirkeintritts, bei 6 Patienten wurde Propofol bei Versagen von Midazolam als Zweitlinienmedikament eingesetzt. Bei allen Patienten wurde eine gute Symptomkontrolle erreicht mittels manueller Titration, in der Erhaltungsphase (Dauerinfusion des Narkotikums) erwachten 3 von 14 Patienten und benötigten eine höhere Dosis. Drei Patienten verstarben während der Titrierungsphase. Es wird die Notwendigkeit der individuellen Titrierung von Medikamenten beim Einsatz einer PS beschrieben. Es gab kein formalisiertes Protokoll zum Einsatz von Propofol in der PS, die Indikation wurde jedoch stets von zwei erfahrenen Oberärzten gestellt. Diese applizierten Propofol während der Titrationsphase on 30 bis 60 Minuten selbst. Elf Patienten gaben ihr Einverständnis zur PS mit Propofol, ein Patient hatte eine Vorausverfügung, bei einem 14-jährigen Jungen gaben die Eltern das Einverständnis, bei einem Patienten entschied der Arzt allein. Bei drei Patienten wurde Propofol parallel zur geplanten Beendigung einer nicht-invasiven Beatmung verabreicht (darunter zwei Patienten mit amyotropher Lateralsklerose (ALS)). Keiner der Patienten erhielt eine künstliche Flüssigkeits- oder Nahrungszufuhr unter der Sedierung. Es erfolgte neben der klinischen Beobachtung kein apparatives Monitoring. Nach Sichtung der Akten bestand bei den Autoren der Eindruck, dass trotz der Versorgung auf einer Palliativstation die

[44] Fredheim, O. M., Skulberg, I. M., Magelssen, M., & Steine, S. (2020). Clinical and ethical aspects of palliative sedation with propofol-A retrospective quantitative and qualitative study. *Acta anaesthesiologica Scandinavica, 64*(9), 1319–1326. https://doi.org/10.1111/aas.13665.

Behandlung der ausgeprägten Symptome der Patienten nur verzögert erfolgte (*»the qualitative analysis indicates a time lag in the process leading up to palliative sedation. During this time lag patients were supported very much by family members and were ahead of the physicians in their recognition of insufficient symptom control«,* S. 1324*)*. Es wird vermutet, dass sogar erfahrene Palliativmediziner zögerlich in der Anwendung einer palliativen Sedierung sind, ggf. auch durch die Vorgabe aus den Leitlinien, dass vor Beginn derselben *alle* anderen therapeutischen Optionen ausgeschöpft sein sollen.

In einem Abschnitt über ethische Implikationen wird eine in Norwegen bestehende Vorgabe kritisiert, die vorsieht, dass die Sedierung bei Patienten zur Re-Evaluation immer wieder unterbrochen werden sollte. Die Ärzte hielten dies bei ihren Patienten, die im Sterben lagen, für nicht angezeigt. Es wurde von den Patienten auch nicht gewünscht. Der Sinn dieser Regel wird somit hinterfragt.[45] Drei der Patienten verstarben während der Titrierungsphase, auch diese Autoren (wie in dem Paper aus GB) weisen auf eine hohe emotionale Belastung (*moral distress*) des Arztes hin, wenn Patienten unmittelbar bei Applikation eines Sedativums versterben, u. a. aus der Sorge, dass, wenn minimale Maßnahmen wie das Vorziehen des Unterkiefers bei drohender, obstruktiver Apnoe unterblieben, die Maßnahme palliative Sedierung in der Wahrnehmung der Öffentlichkeit mit einer aktiven Sterbehilfe verwechselt werden könnte.

Schweiz und Deutschland

In Deutschland und der Schweiz ist heute der (ärztlich) assistierte Suizid legal, während die aktive Sterbehilfe verboten ist.

---

[45] Dieselbe Gruppe hat sich in einem Artikel zusammen mit Materstvedt 2021 der ethischen Bewertung dieser Forderung nach dem repetitiven Unterbrechen der Sedierung gestellt. Sie kommen zu dem Schluss, dass *›Stopping or pausing DPS [deep palliative sedation] should always be considered, but should not be routinely attempted‹*. Sie kommen mit Hilfe der medizin-ethischen Prinzipien von Beauchamp und Childress zu dem Schluss, das vor allem unter dem Argument des Nicht-Schadens bei schwerkranken Patienten mit hoher Symptomlast, ein zwischenzeitliches Wiederaufwecken zu vermeiden sei. Der Preis der kontinuierlichen Sedierung bleibt durch die Ausschaltung des Bewusstseins des Patienten und damit seiner Autonomie jedoch sehr hoch. Wenn ein Patient sich jedoch eine CDSUD wünscht, übt er in diesem Moment seine Autonomie aus, hier gilt es möglichst früh, diese Option mit dem Patienten zu diskutieren, damit ihn nicht die Symptomlast in den Wunsch nach Sedierung zwingt. Fredheim, O. M., Materstvedt, L. J., Skulberg, I., & Magelssen, M. (2021). Ought the level of sedation to be reduced during deep palliative sedation? A clinical and ethical analysis. *BMJ supportive & palliative care*, bmjspcare-2021-003081. Advance online publication. https://doi.org/10.1136/bmjspcare-2021-003081.

2021 publizieren Tomczyk, Dieudonné-Rahm und Jox[46] (Schweiz) eine Arbeit zur qualitativen Untersuchung einer tiefen kontinuierlichen Sedierung als eine Alternative zu einem assistierten Suizid.

Die Schweiz nimmt innerhalb Europas sicherlich eine Sonderrolle insofern ein, da assistierte Suizide bei Straffreiheit unter bestimmten Konditionen mit Hilfe von Sterbehilfevereinen seit Jahrzehnten offen durchgeführt werden. Dies hat in den letzten Jahren u. a. zu einem ›Sterbetourismus‹ aus anderen Ländern (besonders aus Deutschland) in die Schweiz geführt (Bartsch et al., 2019[47]). Der assistierte Suizid scheint in der Schweiz insgesamt deutlich weniger tabuisiert als in vielen anderen Ländern Europas. Die Autoren geben an, dass in der Palliativmedizin Konsens bestehe, dass die kontinuierliche, tiefe Sedierung bis zum Tod (CDSUD) und *aid-in-dying* (im Englischen umfassender Begriff für die aktive Sterbehilfe und den assistierten Suizid) kategorial unterschiedliche Maßnahmen seien. Wenn ein Patient eine Suizidassistenz wünscht, soll die CDSUD *nicht* als Maßnahme angeboten werden. In Ländern, in denen beide Prozeduren angeboten werden dürfen, gäbe es Einzelfälle, in denen eine CDSUD aufgrund *geringerer bürokratischer Hürden* einer aktiven Sterbehilfe bei einer entsprechenden Anfrage vorgezogen werde. Das Setting in der Schweiz (assistierter Suizid erlaubt, aktive Sterbehilfe verboten) eignet sich, um das Verhältnis von CSDUD und assistiertem Suizid näher zu beleuchten. In der Schweiz darf eine Suizidassistenz ausgeübt werden, wenn keine *selbstsüchtigen Beweggründe* vorliegen, die Assistenz ist nicht Ärzten vorbehalten und der Patient muss nicht terminal erkrankt sein. 1 bis 1,5 % der Todesfälle in der Schweiz gehen auf einen assistierten Suizid zurück. Die Maßnahme ist zumindest in Teilen der Bevölkerung sozial akzeptiert. Die Suizidassistenz liegt nicht in ärztlicher Hand, sondern wird von Freiwilligen, die in Sterbehilfeorganisationen Mitglied sind, durchgeführt. Lediglich das Rezept für Natrium-Pentobarbital in einer tödlichen Dosis muss von einem Arzt verschrieben werden. Dieser muss sich rückversichern, dass der Suizidwillige seine *Entscheidung freiverantwortlich* trifft.

In der genannten Studie wurden zehn qualitative Interviews unter Palliativmedizinern verschiedener Palliativstationen in der französisch-sprachigen Schweiz durchgeführt. Die Interviewten gaben an, dass die palliative Sedierung und ein

---

[46] Tomczyk, M., Dieudonné-Rahm, N., & Jox, R. J. (2021). A qualitative study on continuous deep sedation until death as an alternative to assisted suicide in Switzerland. *BMC palliative care, 20*(1), 67. https://doi.org/10.1186/s12904-021-00761-y.

[47] Bartsch, C., Landolt, K., Ristic, A., Reisch, T., & Ajdacic-Gross, V. (2019). Assisted Suicide in Switzerland: An Analysis of Death Records From Swiss Institutes of Forensic Medicine. *Deutsches Arzteblatt international, 116*(33–34), 545–552. https://doi.org/10.3238/arztebl.2019.0545.

assistierter Suizid zu unterscheidende Maßnahmen seien (*»they are two different things: in the first [assisted suicide], the person wants to end his life and in the other [sedation] the person is in a situation where nothing can be done for him, this is unbearable and we decide to induce a therapeutic treatment«*, S. 5/15). Während beim assistierten Suizid (AS) das Verlangen vom Patienten ausgeht, wird die Indikation für eine terminale Sedierung vom Arzt gestellt und der Patient gibt hierfür sein Einverständnis. Eine terminale Sedierung (TS) wird von den Befragten als eine medizinische Maßnahme deklariert. Eine TS sollte nach Ansicht der Interviewten nur aufgrund medizinischer Gründe initiiert werden (hohe Symptomlast). Die Kollegen gaben zudem an, wenn ihnen Wünsche nach einem assistierten Suizid zugetragen würden, würden sie primär versuchen, den Patienten zu unterstützen, z. B. durch Behandlung einer Depression oder psychosozialen Support (*»we try to do everything«*, S. 6/15), also alles daransetzen, ihn von seinem Suizidwunsch abzubringen. Hohe Einzeldosen eines Sedativums werden nur in Notfallsituationen verabreicht. In Situationen unerträglichen Leidens werden, im Gegensatz zur aktiven Sterbehilfe, Medikamente nach Bedarf titriert (*proportionate sedation; »when we are not in emergency, we induce sedation just to relieve, so the depth will depend on the relief. We always start with temporary sedation«*; S. 8/15). Eine intermittierende oder vorübergehende Sedierung wird Patienten mit vorwiegend existentiellem Leid angeboten (sh. auch SOP-Paper von Oechsle et al., 2017[48]), manchmal auch als Antwort auf eine Suizidanfrage. Patienten, deren Familien gegenüber einem Suizid ablehnend sind oder die zu krank sind, um noch einmal nach Hause entlassen zu werden, fragen Ärzte nach einer CDSUD als Alternative an. Ärzte scheinen bei sehr kranken Patienten dieser Anfrage nicht komplett ablehnend gegenüberzustehen (*»I have already seen patients in the unit who would like assisted suicide and for various reasons it is not possible, and we say OK and finally we induced sedation. In this context, sedation is a kind of alternative to assisted suicide. These situations are not very common«; »just because it is too late doesn't mean they don't have the right to be relieved«*, S. 10/15).

Während die befragten Mediziner also eine palliative Sedierung klar gegen einen assistierten Suizid abgrenzten, u. a. dadurch wer die primäre Indikation stellt, zeigten sich in der Realität Einzelfälle, in denen Patienten sich nicht mehr suizidieren konnten, nicht mehr entlassbar waren oder einen Suizid im eigenen Zuhause ihren Verwandten nicht zumuten wollten, einigen wurde zur Entlastung ihrer existentiellen Not eine intermittierende Sedierung angeboten, die ggf.

[48] Oechsle, K., Radbruch, L., Wolf, C., Ostgathe C. SOP – Palliative Sedierung. *Onkologe* **23**, 469–475 (2017). https://doi.org/10.1007/s00761-017-0240-8 – Hier wird die intermittierende Sedierung als Antwort auf existentielles Leiden als Möglichkeit gesehen, eine tiefe Sedierung bis zum Tod bleibt aber sterbenden Patienten vorbehalten.

zu einer tiefen Sedierung (graduelles Prozedere) bei medizinischer Indikation ausgeweitet werden konnte.

Eine weitere Arbeit aus der Schweiz, die 2022 von Camartin und Björkheim-Bergheim[49] publiziert wurde, gibt an, dass knapp 18 % aller Patienten, die auf eine Palliativstation aufgenommen wurden unter einer palliativen Sedierung starben. Die Rate liegt damit höher als in den meisten anderen Ländern (zum Vergleich werden angegeben: Schweden <1 %, Japan 1 %, USA 15 %, NL 18 %; Rate assistierter Suizide in der Schweiz: 1,2–1,6 %). Die Rate palliativer Sedierungen am Lebensende steigt an (Schweiz 2005: 8 %). Die PS wird als wichtiges und nützliches Instrument zur Symptomkontrolle und als eine *ultima ratio* Methode bei Patienten mit therapierefraktären Symptomen gesehen. Die PS sei von einer aktiven Sterbehilfe zu unterscheiden, da ihr Ziel die Symptomkontrolle (und nicht der Tod des Patienten) sei. Die Methode gehöre zum Basiswissen eines Palliativmediziners und sollte genutzt werden, wenn notwendig (*ethisch geboten*), die PS bliebe jedoch eine sehr herausfordernde Methode in der Palliativversorgung.

In Deutschland ist der assistierte Suizid wieder straffrei, während, wie in der Schweiz, die aktive Sterbehilfe verboten bleibt. Dies kann insbesondere für Patienten, die sich aus physischen Gründen nicht (mehr) selbst das Leben nehmen können, das im Bundesverfassungsgericht formulierte Grundrecht auf selbstbestimmtes Sterben für einige Patienten einschränken. Die amyotrophe Lateralsklerose (ALS) führt in ihrem Verlauf i. d. R. zum vollständigen Verlust motorischer Fähigkeiten, auch des Sprechens und Schluckens, bei erhaltener Kognition und Vigilanz. Diese Patienten sind also nicht in der Lage sich selbst das Leben zu nehmen. Dass ihr Leiden unerträglich sein kann, liegt auf der Hand.

Eine Umfrage unter Neurologen und Palliativmedizinern zum Einsatz einer palliativen Sedierung bei ALS-Patienten ist daher besonders interessant. Sie wurde von Salzmann, Alt-Epping und Simon 2022[50] publiziert. Die Diskussion, wann einem Patienten mit ALS auf seinen Wunsch hin zum Sterben verholfen werden darf, ist nicht trivial, da häufig über Jahre schweres existentielles Leid bei einer vorliegenden schwersten körperlichen Behinderung besteht, während die

[49] Camartin, C., & Björkhem-Bergman, L. (2022). Palliative Sedation-The Last Resort in Case of Difficult Symptom Control: A Narrative Review and Experiences from Palliative Care in Switzerland. *Life (Basel, Switzerland)*, *12*(2), 298. https://doi.org/10.3390/life12020298.

[50] Salzmann, L., Alt-Epping, B., & Simon, A. (2022). Palliative sedation in amyotrophic lateral sclerosis: results of a nationwide survey among neurologists and palliative care practitioners in Germany. *BMC neurology*, *22*(1), 161. https://doi.org/10.1186/s12883-022-02681-7.

Patienten sich noch nicht im unmittelbaren Sterbeprozess befinden. Eine terminale Sedierung bei einem respiratorisch stabilen, sonst ›gesunden‹ ALS Patienten könnte daher als aktive Sterbehilfe verstanden werden (der Patient liegt nicht im Sterben, die Sedierung und Unterlassung der Gabe von Nahrung und Flüssigkeit, bringt den Patienten innerhalb weniger Tage bis Wochen um), und wäre nach den EACP-Kriterien (Cherny et al., 2009[51]) nicht erlaubt (der Tod muss gemäß diesen weitläufig anerkannten Kriterien innerhalb von Stunden bis Tagen zu erwarten sein). Eine terminale Sedierung im Falle einer respiratorischen Insuffizienz bei einer Pneumonie, die der Patient nicht behandelt haben möchte, oder bei progredientem Versagen der Atemmuskulatur, wenn der Patient eine Beatmung ablehnt, kann jedoch gemäß den Kriterien durchaus in Betracht kommen (Indikation: Dyspnoe). Die Patienten sind aller Regel bei vollem Bewusstsein, so dass die Einholung einer informierten Einwilligung problemlos möglich sein sollte, ebenso bietet die Chronizität des Verlaufs der Erkrankung die Möglichkeit eines gründlichen und frühzeitigen *advance care planning.*

Natürlich darf das auch auf den Arzt wirkende schwere Leid des Patienten nicht dazu führen, dass dieser die Lebensqualität des Patienten als zu niedrig erachtet und daher von notwendigen therapeutischen Maßnahmen Abstand nimmt. Es sollte nicht infrage stehen, dass ein Patient mit einer Ateminsuffizienz durch die ALS eine Beatmung erhält, wenn er diese wünscht. Ein Zwingen hierzu auf der anderen Seite, im Sinne eines Weiterleben-Müssens ist ebenso nicht adäquat (hier läge eine *passive Sterbehilfe* vor, der Patient verstürbe durch Unterlassen einer medizinischen Intervention an seiner Erkrankung). Es gilt also, mit dem einzelnen Patienten seine Wünsche bezüglich Leben und Sterben offen zu besprechen, um in der Situation einer kaum mehr vorhandenen Ausdrucksfähigkeit, den Patienten seinem Wunsch gemäß versorgen zu können. Auch Angehörige sollten bei dieser tragischen Erkrankung mit in Gespräche und Entscheidungsprozesse involviert werden, wenn der Patient dies zulässt.

In der genannten Publikation erfolgte eine Fragebogenumfrage mit Fallvignetten, 570 Neurologen und 423 Palliativmediziner wurden angefragt, der Rücklauf lag bei 30 % (n = 296). 41 % der Befragten hatten bereits eine palliative Sedierung (PS) bei ALS Patienten eingesetzt, die Rate war bei Palliativmedizinern höher als bei Ärzten anderer Disziplinen (52 % vs. 26 %). Als Indikation wurden Dyspnoe und Angst als häufigste Gründe angegeben. 99 % der Befragten sahen eine Indikation zur Sedierung bei körperlichen Symptomen, wenn vom

[51] Cherny, N. I., Radbruch, L., & Board of the European Association for Palliative Care (2009). European Association for Palliative Care (EAPC) recommended framework for the use of sedation in palliative care. *Palliative medicine, 23*(7), 581–593. https://doi.org/10.1177/0269216309107024.

Patienten angefragt, 90 % würden dem Wunsch nach Beendigung der Zufuhr von Nahrung und Flüssigkeit zustimmen. Die meisten Kollegen würden mit einer milden, intermittierenden Sedierung beginnen, waren aber bereit, diese im Verlauf zu einer tiefen, dauerhaften Sedierung auszubauen. Die Kombination aus einer kontinuierlichen, tiefen Sedierung bis zum Tode (CDSUD) und der Vorenthaltung von Nahrung und Flüssigkeit auf Wunsch des Patienten wurde von 93 % der Befragten *nicht als aktive Sterbehilfe verstanden*, obwohl 57 % angaben, dass die Kombination der beiden Maßnahmen den Todeseintritt beschleunigen würde. 76 % hielten die künstliche Zufuhr von Nahrung und Flüssigkeit für nicht angemessen unter einer CDSUD. Die Bereitschaft, einen ALS Patienten, der nicht im Sterben liegt, zu sedieren, war auch bei primär psychologischen Symptomen hoch, jedoch etwas niedriger als bei körperlichen Symptomen. Auch im Falle rein existentiellen Leidens wurde die PS nicht als Euthanasie verstanden. Dem Beenden einer Beatmung auf Patientenwunsch stimmten alle Befragten zu, auch diese Maßnahme wurde nicht als aktive Sterbehilfe verstanden (hier liegt definitionsgemäß eine passive Sterbehilfe vor, ein Sterbenlassen an der Erkrankung durch Beendigung der medizinischen Maßnahme Beatmung). Nur 23 % der Befragten würden eine palliative Sedierung ausschließlich im Sterben liegenden ALS Patienten anbieten. Das Zugeständnis zur Durchführung einer palliativen Sedierung bei dieser schweren neurologischen Erkrankung war also unter Neurologen und Palliativmedizinern hoch. Die Ärzte glaubten nicht, mit dieser Maßnahme einer Art der aktiven Sterbehilfe durchzuführen.

In einer weiteren Arbeit publizierten die deutschen Autoren Stiel et al. 2018[52] eine Untersuchung zu Faktoren und Behandlungspraxen einer palliativen Sedierung in palliativen Behandlungseinrichtungen. Es wurde eine Fragebogenumfrage durchgeführt. 2012 wurden Fragebögen an alle offiziell in Adressregistern geführten Einrichtungen zur Palliativversorgung versendet. Von 605 Fragebögen wurden 225 zurückgeschickt (37 %), 221 Bögen flossen in die Auswertung ein. Der Fragebogen enthielt sieben Fallvignetten. Die Konstellationen umfassten Symptome wie Agitation, Delir, Schmerzen durch Muskelkrämpfe, Schmerz, Übelkeit, akutes Blutungsereignis in der Sterbephase und existentielles Leiden. Die Teilnehmer wurden gefragt, ob eine palliative Sedierung (PS) als indiziert angesehen wurde. Hintergrund der Studie waren zwei Vorgängerstudien derselben Arbeitsgruppe zur

[52] Stiel, S., Nurnus, M., Ostgathe, C., & Klein, C. (2018). Palliative sedation in Germany: factors and treatment practices associated with different sedation rate estimates in palliative and hospice care services. *BMC palliative care*, *17*(1), 48. https://doi.org/10.1186/s12904-018-0303-7.

Einhaltung der EACP-Kriterien (Cherny et al., 2009[53] sowie Alt-Epping et al., 2010[54]) in Deutschland in der klinischen Praxis (Klosa et al., 2014[55] sowie Stiel et al., 2016[56]). Diese hatten gezeigt, dass die Häufigkeit der Anwendung einer palliativen Sedierung in verschiedenen Einrichtungen weit auseinanderlag (zwischen 0 % und 80 %; im Mittel 6,7 %). Es wird auf andere Publikationen verwiesen, die den zum Teil problematischen Umgang im Einsatz palliativer Sedierungen gezeigt haben: wie einen unsachgemäßen oder zu hastigen Einsatz; der Nutzung nicht-indizierter Medikation (vor allem Opiate); problematische Entscheidungsfindung und Indikationsstellung (u. a. PS als Antwort auf die Bitte um eine aktive Sterbehilfe); auch der missbräuchliche Einsatz (Intention: Tod des Patienten) oder der Einsatz zur Entlastung des Arztes. In der vorliegenden Studie sollte nun mittels Fallvignetten die Bereitschaft zum Einsatz einer PS untersucht werden, zwischen Zentren, die seltener in den in den Fallvignetten beschriebenen Situationen von einer palliativen Sedierung Gebrauch gemacht hätten (unter 16 %) und jenen, die diese häufiger als 16 % einsetzen würden (die Grenze von 16 % ergab sich aus statistischen Überlegungen). Befragte aus der zweiten Gruppe hätten häufiger die Option einer PS ihren Patienten angeboten; häufiger zu einer PS tendiert beim Symptom Agitiertheit; seltener eine Symptomkontrolle durchgeführt; häufiger die Medikamente Lorazepam, Promethazin und Ketamin eingesetzt und andere Zeitintervalle zur Re-Evaluation (mit *weaning* der Sedativa) angegeben. Es wurde kein Unterschied in der angegebenen Einsatzhäufigkeit bei den anderen o. g. Indikationen (incl. existentielles Leiden) festgestellt, ebenso

[53] Cherny, N. I., Radbruch, L., & Board of the European Association for Palliative Care (2009). European Association for Palliative Care (EAPC) recommended framework for the use of sedation in palliative care. *Palliative medicine, 23*(7), 581–593. https://doi.org/10.1177/0269216309107024.

[54] Alt-Epping, B., Sitte, T., Nauck, F., & Radbruch, L. (2010). Sedierung in der Palliativmedizin*: Leitlinie für den Einsatz sedierender Massnahmen in der Palliativversorgung: European Association for Palliative Care (EAPC) [Sedation in palliative medicine: Guidelines for the use of sedation in palliative care: European Association for Palliative Care (EAPC)]. *Schmerz (Berlin, Germany), 24*(4), 342–354. https://doi.org/10.1007/s00482-010-0948-5.

[55] Klosa, P. R., Klein, C., Heckel, M., Bronnhuber, A. C., Ostgathe, C., & Stiel, S. (2014). The EAPC framework on palliative sedation and clinical practice-a questionnaire-based survey in Germany. *Supportive care in cancer: official journal of the Multinational Association of Supportive Care in Cancer, 22*(10), 2621–2628. https://doi.org/10.1007/s00520-014-2192-5.

[56] Stiel, S., Heckel, M., Christensen, B., Ostgathe, C., & Klein, C. (2016). In-service documentation tools and statements on palliative sedation in Germany-do they meet the EAPC framework recommendations? A qualitative document analysis. *Supportive care in cancer: official journal of the Multinational Association of Supportive Care in Cancer, 24*(1), 459–467. https://doi.org/10.1007/s00520-015-2889-0.

galt dies für das Einholen des Einverständnisses, den Einsatz von Scores zur Beurteilung der Tiefe der Bewusstseinsreduktion, der Dokumentation, dem Einsatz zu künstlicher Ernährung und Flüssigkeit, dem Vorhandensein von internen Leitlinien. Ein relevanter Anteil der Befragten kannte die EACP-Leitlinie nicht. Die Autoren beschreiben eine weiterhin fehlende explizite und klare Definition der PS (im Verständnis der Befragten) und Unsicherheiten in der Indikationsstellung und Anwendung in der klinischen Praxis. Sie hoffen, dass gute Leitlinien langfristig zu einer Minimierung des problematischen Einsatzes der palliativen Sedierung am Lebensende führen, um Patienten und Familien vor Schaden zu bewahren.

Ich möchte schließlich noch eine dritte deutsche Veröffentlichung zitieren, eine Umfrage von Simon et al. unter Medizinethikern zu ihrer Haltung zur terminalen Sedierung (TS). Sie wurde 2007[57] veröffentlicht, also vor Erstellung der EACP-Leitlinie. Schon im Abstract wird der Konflikt in der Bewertung der terminalen Sedierung benannt: Befürworter bezeichnen eine terminale Sedierung als eine unentbehrliche Form der Behandlung, Gegner werten die Prozedur als eine protrahierte Form der aktiven Sterbehilfe *(slow euthanasia).* Für die genannte Arbeit wurden Medizinethiker mittels eines Fragebogens zu ihrer Definition und Interpretation des Begriffs der terminalen Sedierung befragt. In der Auswertung der Antworten sollte auch untersucht werden, ob Ärzte und Pflegekräfte den Terminus anders beurteilen als Medizinethiker, die nicht praktisch medizinisch oder pflegerisch tätig sind. 69 % der Befragten waren Ärzte oder Pflegende, 52 % Philosophen, Theologen oder Juristen (z. T. lagen Doppelqualifikationen vor).

477 Mitglieder der AEM (Akademie für Ethik in der Medizin) wurden zur Befragung eingeladen, der Rücklauf der Fragebögen lag bei 59 % (n = 281).

98 % der Befragten hielten eine terminale Sedierung *beim Sterbenden* für eine ethisch akzeptable Prozedur. Wenn sie jedoch vor Eintritt der Sterbephase wegen unerträglicher psychischer Symptome eingesetzt wird und zugleich der Zufuhr von Nahrung und Flüssigkeit vorenthalten wird, wird die terminale Sedierung als moralisch fragwürdig eingeschätzt.

Befragte konnten der Beendigung der Zufuhr von Flüssigkeit und Nahrung auf Wunsch der Patienten ohne Sedierung eher zustimmen, als wenn zusätzlich eine Sedierung eingesetzt wird.

Für Patienten, die vor der eigentlichen Sterbephase aufgrund von mentalem Leiden eine terminale Sedierung wünschten, stimmten nur 32 % der Befragten der

[57] Simon, A., Kar, M., Hinz, J., & Beck, D. (2007). Attitudes towards terminal sedation: an empirical survey among experts in the field of medical ethics. *BMC palliative care*, *6*, 4. https://doi.org/10.1186/1472-684X-6-4.

Durchführung einer terminalen Sedierung unter Vorenthaltung von Nahrung und Flüssigkeit zu, 20 % gaben als Antwort ›*don't know*‹ an. Eine terminale Sedierung in dem letztgenannten Szenario wäre nicht konform mit den aktuellen Leitlinien zur palliativen Sedierung, insofern wirft die fehlende strikte Absage gegen die Prozeduren durchaus Fragen auf. Die Autoren schließen, dass die Anwendung einer terminalen Sedierung weiterhin mit erheblichen Unsicherheiten sogar bei medizinethisch Gebildeten bleibt.

Niederlande und Belgien

In den Niederlanden und Belgien sind sowohl der ärztlich assistierte Suizid als auch die aktive Sterbehilfe seit 2002 unter bestimmten Bedingungen erlaubt. Es besteht eine Meldepflicht zur Todesursache ›Sterbehilfe‹, so dass Zahlen zur Häufigkeit dieser Todesarten vorliegen. In den Niederlanden sind im Jahr 2021 4,5 % der Todesfälle per Sterbehilfe registriert worden, davon 97,3 % im Sinne einer Tötung auf Verlangen und 2,5 % als assistierte Suizide.[58] In Belgien wird in der flämischen Sprachgruppe häufiger Sterbehilfe durchgeführt, als unter französisch sprechenden Belgiern, 2021 sind 2,4 % der Todesfälle auf eine Form der Sterbehilfe zurückzuführen.[59] In beiden Ländern liegt das Altersmaximum für Tode per Sterbehilfe zwischen 70 und 80 Jahren, etwa zwei Drittel sind Patienten mit einer unheilbaren Krebserkrankung, knapp 7 % litten an Erkrankungen des Nervensystems, der Anteil an Demenzerkrankten lag bei knapp 3 %, psychiatrisch Erkrankte machten einen Anteil von etwa 1,5 % aus. Insgesamt nimmt in den Niederlanden und in Belgien eine Lebensbeendigung über aktive Sterbehilfe und assistierte Suizide zu (NL: 2011: 2,7 %; 2021: 4,5 %; Belgien: 2011: 1,1 %; 2021 2,4 %).

Da ein relevanter Anteil der Bevölkerung vor allem eine Tötung auf Verlangen in Anspruch nimmt, scheint sich in diesen Ländern eine Akzeptanz für ein selbstbestimmtes Sterben (unter Bedingungen einer schweren Erkrankung) über die letzten Jahrzehnte entwickelt zu haben. Insofern scheinen die Haltung und Interpretation der Prozedur der terminalen Sedierung interessant, im Vergleich zu Ländern, in denen die Tötung auf Verlangen verboten und ggf. auch weiterhin gesellschaftlich geächtet ist.

[58] https://fowid.de/meldung/sterbehilfe-niederlande-2011-2021, abgerufen am 19.05.2023.

[59] https://fowid.de/meldung/sterbehilfe-belgien-2003-2021, abgerufen am 19.05.2023.

Zunächst möchte ich eine Studie aus den Niederlanden von Roest und Leget aus 2023[60] beschreiben. In den Niederlanden wird ein Großteil der ärztlichen Sterbehilfe im heimischen Umfeld der Patienten durchgeführt. In der genannten Arbeit wurden narrative Interviews nicht mit den Hausärzten, sondern mit sonstigen Personen, die im Umfeld des Patienten beruflich im Rahmen seiner Versorgung involviert werden können, geführt. Es wurden zehn Interviews mit je einer Pflegekraft, einer Psychologin, einem Pastor, einer Sozialarbeiterin, einem Mitglied des Center for Expertise in Euthanasia, einer Mitarbeiterin einer palliativen Beratungsstelle, einem Mitglied einer *right-to-die* Organisation, und einer Mitarbeiterin eines SAPV geführt (8 Frauen, 2 Männer). Aus den zitierten Aussagen lässt sich ein Eindruck der Haltung einiger der Befragten zur palliativen Sedierung im Vergleich zur aktiven Sterbehilfe herauslesen. Einige Zitate: *»I find it to be a much, much bigger problem than euthanasia, the dilemmas around palliative sedation [...] what is the indication for palliative sedation? That is a refractory symptom, and the requirement must be a life exspectancy of less than two weeks [...] the threshold to start palliative sedation seems to be so low that we sometimes have questions about it.« (S. 5)* In den Worten dieser Palliativpflegekraft scheint zum Ausdruck zu kommen, dass sie sich mit der sehr klar regulierten Praxis der aktiven Sterbehilfe in Holland sicherer fühlt. Eine vom Arzt ›einfach so‹ angeordnete terminale Sedierung scheint ihr wegen der fehlenden externen Beratung und Kontrolle moralisch fragwürdiger (und möglicherweise zu paternalistisch). Eine Psychologin hingegen zitiert Patienten, die eine palliative Sedierung ablehnen, um die Familie nicht mit einer längeren Phase des Wartens auf den Tod zu belasten. Auf der anderen Seite berichten eine Sozialarbeiterin und Trauerbegleiterin, dass die aktive Sterbehilfe durch das plötzliche Versterben des Patienten bei Hinterbliebenen schwere Traumata hinterlassen können. Der Arzt aus der palliativen Beratungsstelle beschreibt eine zunehmende Gewöhnung, die sich ggf. fast zu einer Verpflichtung auswächst, den eigenen Tod zu ›managen‹, als sei ein natürliches Sterben nicht mehr angezeigt (er berichtet von einem moribunden, nicht offensichtlich schwer leidenden Patienten, dessen Familie wegen einer aktiven Sterbehilfe angefragt hat). Das Mitglied der *right-to-die* Organisation berichtet, dass sie Patienten trainieren, ›das Richtige zu sagen‹, wenn sie ihren Todeswunsch formulieren, dass sie Patienten stets raten, sich auf körperliches Leiden als Grund für ihren Todeswunsch anzugeben *»because that is clearly what the physicians need« (S. 8).* Der Pastor betont noch Folgendes, nachdem er Patienten rät, sich

[60] Roest, B., & Leget, C. (2023). A multidisciplinary perspective on physician-assisted dying in primary care in The Netherlands: A narrative interview study. *Death studies*, *47*(3), 315–327. https://doi.org/10.1080/07481187.2022.2065554.

intensiv mit dem Hausarzt über Sterbewünsche auszutauschen: *»And that is a lot you're asking from a physician and that you need to also have consideration for the physician in this relationship« (S. 10).* Und zur Beurteilung der aktiven Sterbehilfe (Arzt im *Center for Expertise in Euthanasia): »I actually think it [euthanasia] belongs to the set of regular tasks of GPs. I think it is a regular medical procedure. So, I think, you have to pull it a bit away from the extraordinary domain« (S. 10)* – hier eine Wertung der aktiven Sterbehilfe, die der Wertung einer terminalen Sedierung in Ländern, in denen die aktive Sterbehilfe verboten ist, sehr ähnelt.

Von den Befragten wird aus ethischer Sicht keine klare Unterscheidung zwischen einer terminalen Sedierung und einer aktiven Sterbehilfe gemacht, beide Prozeduren können individuell als passender eingeschätzt werden, abhängig vom Patienten. Auch in den NL scheint unter Ärzten die Indikation physisches, unerträgliches Leiden eher zur Akzeptanz bei einer Anfrage auf aktive Sterbehilfe zu führen als ein rein existentielles Leiden, so dass Sterbehilfeorganisationen z. T. Patienten empfehlen, gegenüber Ärzten primär auf ihr physisches Leiden zu verweisen, und die Mehrdimensionalität, die sicherlich in den meisten Fällen vorliegt, möglicherweise unterschätzt wird in den Statistiken (laut der oben genannten Quelle[61] machten psychiatrische Erkrankungen nur einen Anteil von 1,5 % der Sterbehilfefälle aus). Interessant ist auch, dass nach jahrelangem erlaubtem Einsatz der aktiven Sterbehilfe, diese von einigen zu einer normalen medizinischen Leistung erklärt wird und auf der anderen Seite, von Patienten und Familie zunehmend erwartet wird, dass der eigene Tod zu gestalten sei, dass man also nicht mehr einfach natürlich sterben dürfe. Auch die Belastung für Ärzte wird formuliert, von denen zunehmend erwartet wird, dass sie das Sterben ihrer Patienten modellieren und beschleunigen.

Eine Arbeit der belgischen Ethiker Raus, Chambaere und Sterckx aus dem Jahr 2016[62] erfasst Kontroversen um die tiefe, kontinuierliche Sedierung am Ende des Lebens kurz nach Einführung des Claeys-Leonetti-Gesetzes zum Recht auf eine palliative Sedierung am Lebensende in Frankreich. Es wird neben anderen Aspekten diskutiert, ob die Einführung eines Gesetzes, das Patienten ein Recht auf eine terminale Sedierung zugesteht, erfolgte, um eine Dekriminalisierung des assistierten Suizids und der aktiven Sterbehilfe zu umgehen, oder ob umgekehrt das Gesetz ein verschleierter Versuch ist, die genannten Sterbehilfeformen mittelfristig zu legalisieren.

---

[61] https://fowid.de/meldung/sterbehilfe-niederlande-2011-2021, abgerufen am 19.05.2023.

[62] Raus, K., Chambaere, K., & Sterckx, S. (2016). Controversies surrounding continuous deep sedation at the end of life: the parliamentary and societal debates in France. *BMC medical ethics, 17*(1), 36. https://doi.org/10.1186/s12910-016-0116-2.

Anders als die gängigen Leitlinien beschreiben die Autoren eine palliative Sedierung als eine *»practice of considerable ethical debate« (Abstract)*, u. a. wegen einer empfundenen Nähe zum assistierten Suizid oder der aktiven Sterbehilfe, vor allem in dem Sinne, dass eine PS durchaus als eine aktive Sterbehilfe in protrahierter Form verstanden werden kann (*slow euthanasia*). Sie konstatieren dennoch, dass die meisten Autoren eine PS unter bestimmten Umständen als ethisch gerechtfertigt ansehen.

Claessens et al. publizieren 2012[63] eine prospektive Studie über 266 Patienten, die auf einer Palliativstation versorgt wurden, von diesen erhielten 7,5 % (n = 20) am Ende ihres Lebens eine terminale Sedierung. 2 der Patienten, die eine Sedierung erhielten, waren schon bei der stationären Übernahme komatös, die anderen 18 Patienten bei vollem Bewusstsein. Wenn eine palliative Sedierung begonnen wurde, nahm das Vigilanz schrittweise bis zum Tod ab (die Messung erfolgte per *Glasgow Coma Scale*, GCS). Die Autoren schlussfolgern, dass eine palliative Sedierung weder *slow euthanasia* noch eine ethisch ambivalente Praxis sei, sie sei eine medizinische Therapieform, die in an das Leiden des Patienten angemessenem Umfang spät in der Sterbephase in Ausnahmesituationen eingesetzt würde. Die Autoren belegen damit eine Adhärenz an die Vorgaben der EACP-Leitlinie. Die Studie wurde, anders als die zuvor zitierte niederländische Studie nicht im hausärztlichen Setting, sondern bei Patienten durchgeführt, die auf einer der acht Palliativstationen in Flandern aufgenommen wurden. In sechs dieser Einrichtungen bestand der Zugang zur aktiven Sterbehilfe. Alle inkludierten Patienten litten an einer fortgeschrittenen Krebserkrankung und hatten eine Lebenserwartung von unter drei Monaten, das mediane Alter lag bei 72 Jahren. Eine palliative Sedierung war bei über 90 % der Patienten nicht notwendig. Bei Patienten, die eine Sedierung erhielten, wurde diese im Mittel 2,5 Tage vor dem Versterben begonnen. 40 % der Sedierungen wurden als milde kontinuierliche Sedierung begonnen, 40 % waren tief und kontinuierlich ab dem Startzeitpunkt, zum Todeszeitpunkt erhielten 85 % der Patienten eine tiefe kontunuierliche Sedierung, die Medikation wurde also bei 7/20 Patienten im Verlauf intensiviert. Patienten, die sofort eine tiefe Sedierung erhielten, waren ihrem Tod näher (2 Tage) als Patienten, die mit einer milden Sedierung begannen (4 Tage vor dem Tod), bei Letzteren wurde eine tiefe Sedierungstiefe im Schnitt zwei Tage vor dem Tod erreicht.

Unter den Patienten die nicht sediert wurden, waren alle bei Aufnahme auf die Station bei vollem Bewusstsein, auch ohne sedierende Medikamente nahm die

---

[63] Claessens, P., Menten, J., Schotsmans, P., & Broeckaert, B. (2012). Level of consciousness in dying patients. The role of palliative sedation: a longitudinal prospective study. *The American journal of hospice & palliative care*, *29*(3), 195–200. https://doi.org/10.1177/1049909111413890.

Vigilanz der Patienten ab zehn Tage vor dem Tod schrittweise ab, am Todestag lag der mediane GCS bei 9 von 15 Punkten (Koma-nahe). Wenn eine tiefe Sedierung begonnen wurde, fiel der GCS abrupt von 15 auf 3, Patienten mit einer milderen Form der Sedierung hatten im Schnitt zunächst einen GCS um die 12 (reduzierte Vigilanz, kein Koma), der bis zum Tod weiter abfiel.

Die Autoren formulieren in der Diskussion, dass die Praxis der terminalen Sedierung umstritten bliebe, u. a. da, wenn auf die Intention des Behandlers als Qualifikation für eine ethisch akzeptable Lösung rekurriert werde, Intentionen unsicher zu beurteilen, multiple und mehrdeutig sein können (Quill, 1993[64]). Aus ihren eigenen Daten interpretieren die Autoren, dass die Intention der Behandler klar in der Reduktion des Bewusstseins läge, im Vergleich zu einer ›wirklichen‹ terminalen Sedierung würden Sedativa zur Behandlung von Agitationszuständen nur einen limitierten, kurzzeitigen Effekt auf das Bewusstsein haben. Die häufig graduell ansteigende Bewusstlosigkeit der Patienten und der Einsatz verschiedener Formen der Sedierung (mild, tief, dauerhaft, intermittierend) sei ein Zeichen für eine angemessene Therapie (*proportionate use)*, deren Ziel die Bewusstseinsminderung zur Symptomkontrolle bei anderweitig therapierefraktären Symptomen sei, und gegen den Einsatz einer terminalen Sedierung mit dem Ziel, den Patienten langsam umzubringen *(slow euthanasia)*. Sie halten den Einsatz einer terminalen Sedierung nicht für eine fragwürdige Praxis. Sie schließen durch den Vergleich mit nicht-sedierten Patienten *»though it [palliative sedation] is and should be an option of last resort only, as the intentional lowering of conciousness is a very serious thing, one should realize at the same time that having a low or very low level of conciousness at the end of life is not an extraordinary or unnatural situation at all« (S. 199).*

Interessant im Vergleich zu der eben zitierten Untersuchung auf Palliativstationen, wo ein eher geringer Anteil an Patienten nach sorgfältiger Evaluation und Ausschöpfung anderer medizinischer Maßnahmen schließlich mit einer terminalen Sedierung kurz vor dem Tod versorgt wurde, sie also als eine *ultima ratio* Methode im Sinne einer medizinischen Behandlung, so die Autoren, eingesetzt wurde, ist eine Untersuchung mit Hausärzten zur palliativen Sedierung von Sterbenden im häuslichen Umfeld (Sercu et al., 2014[65]). In dieser Untersuchung wurden 52 Hausärzte in Flandern interviewt und die Daten qualitativ ausgewertet.

[64] Quill T. E. (1993). The ambiguity of clinical intentions. *The New England journal of medicine*, *329*(14), 1039–1040. https://doi.org/10.1056/NEJM199309303291414.

[65] Sercu, M., Pype, P., Christiaens, T., Derese, A., & Deveugele, M. (2014). Belgian general practitioners' perspectives on the use of palliative sedation in end-of-life home care: a qualitative study. *Journal of pain and symptom management*, *47*(6), 1054–1063. https://doi.org/10.1016/j.jpainsymman.2013.06.016.

Die Ergebnisse zeigen, dass die Anwendung palliativer Sedierung im häuslichen Umfeld z. T. nicht Leitlinien-konform erfolgten, dass ein Teil der Hausärzte über ein ungenügendes Wissen zur palliativen Sedierung verfügt und dass die in den Leitlinien beschriebenen Regeln im häuslichen Umfeld schwer umzusetzen sind. Schon im Abstract wird die Anwendungsform einer palliativen Sedierung mit einer protrahierten Form der aktiven Sterbehilfe gleichgesetzt: »*When honoring a terminally ill patient's request for euthanasia, several GPs prefer slow euthanasia using PS to a lethal injection.*«

Die Befragung von Hausärzten zur palliativen Sedierung ist wichtig, da viele Menschen sich wünschen, zu Hause zu sterben. In der Auswertung der Sterbestatistik aus Belgien zeigt sich, dass ein steigender Anteil der Patienten zu Hause eine Sterbehilfe empfängt (2021: 54 %, 2014: 43 %)[66], somit sind Hausärzte neben Palliativmediziners häufig in Sterbehilfe, aber auch ins Sterben generell involviert. Insgesamt starben in Belgien im Jahr 2008 etwa ein Viertel der Menschen zu Hause, die Hälfte im Krankenhaus und das letzte Viertel in Pflegeeinrichtungen (Sallnow et al., 2022).[67]

In der Studie von Sercu et al. wurden Hausärzte rekrutiert auf Basis der Beantragung einer häuslichen Versorgung eines terminal erkrankten Patienten bei der Krankenkasse. Die Hausärzte wurden in semi-strukturierten Interviews zur Versorgung von sterbenden Patienten befragt zu den Themen intensivierte analgetische Therapie, palliative Sedierung, aktive Sterbehilfe, eigene Resilienz, Entscheidungsfindung, selbsteingeschätztes Wissen um Therapien am Lebensende und Kommunikationsstil mit terminal erkrankten Patienten. Die palliative Sedierung wurde definiert als *»the application of sedating drugs, on top of the patient's pain medication, to put the patient into a kind of sleep until death« (S. 1055),* im Sinne einer kontinuierlichen, tiefen Sedierung bis zum Tod (CDSUD). Die befragten Hausärzte waren im Mittel seit 26 Jahren im Dienst und versorgten regelmäßig Patienten am Lebensende (0,5 bis 12,5 pro Jahr, im Mittel 3 pro Jahr). Eine Minderheit war nicht vertraut mit dem Begriff der palliativen Sedierung, einige hatten nur eine vage Vorstellung hiervon, die Mehrheit konnte klar den Einsatz zur Reduktion des Bewusstseins im Rahmen von schweren Leid am

---

[66] https://fowid.de/meldung/sterbehilfe-belgien-2003-2021.

[67] Sallnow, L., Smith, R., Ahmedzai, S. H., Bhadelia, A., Chamberlain, C., Cong, Y., Doble, B., Dullie, L., Durie, R., Finkelstein, E. A., Guglani, S., Hodson, M., Husebø, B. S., Kellehear, A., Kitzinger, C., Knaul, F. M., Murray, S. A., Neuberger, J., O'Mahony, S., Rajagopal, M. R., … Lancet Commission on the Value of Death (2022). Report of the Lancet Commission on the Value of Death: bringing death back into life. *Lancet (London, England), 399*(10327), 837–884. https://doi.org/10.1016/S0140-6736(21)02314-X; hier Tabelle S. 843.

Lebensende benennen. Mehr als die Hälfte gab an, bereits eine palliative Sedierung eingesetzt zu haben, entweder durch eine Erhöhung der Morphindosis oder durch die Hinzugabe von Sedativa (hauptsächlich Midazolam), meist wenn eine Zusammenarbeit mit einem ambulanten Palliativdienst erfolgte. Das Verständnis des Wesens einer palliativen Sedierung reichte von einem medizinischen Instrument zur Symptomkontrolle, über eine Maßnahme, um das Sterben zu erleichtern bis hin zur Alternative zu einer aktiven Sterbehilfe. Die Indikationsstellung und die Intention zum Beginn einer palliativen Sedierung variierten, bis zum Einsatz als lebensverkürzende Maßnahme. In der Entscheidungsfindungsphase bis zum Einsatz einer palliativen Sedierung spielten folgende Faktoren eine Rolle: Beruhigung resp. Sedierung des Patienten, auch abhängig vom Durchhaltevermögen und der Einschätzung des Patientenleids durch die anwesenden Verwandten, und die Vermeidung von Wiedereinweisungen in Kliniken.

Die Schwelle zur Definition der Therapierefraktärität lag niedriger, wenn z. B. eine Krankenhauseinweisung unbedingt vermieden werden sollte oder das primäre Ziel war, den Patienten medikamentös ruhig zu stellen; die Bedenken, ein Leben durch die Maßnahme potentiell zu verkürzen, traten in den Hintergrund (*»… when we know the end is near, then it's a question of ensuring that [the patient] certainly does not suffer. So, that often means: morphine to facilitate the breathing and to render the patient calm and quiet and that mostly ends it relatively quickly … Because if it takes too long, then it's annoying. Then you're in trouble«, S. 1057; »I wouldn't be afraid of doing anything wrong which would cause them to die earlier. It's not as if you want those people to die as quick as possible. At that moment, that's actually not important any longer. Keeping the patient free of complaints and ensuring support for the family should be the main concern«, S. 1058).* Z. T. erfolgten Sedierungen nicht sachgerecht (allein durch Höherschrauben der Opiatdosis).

Generell scheint ein Aushandlungsprozess mit dem individuellen Patienten und seinen Verwandten häufig im Vordergrund zu stehen, bezüglich der Wahl der Todesart, hierbei wurden palliative Sedierung durchaus als protrahierte aktive Sterbehilfe angeboten (und nicht nur zur Symptomkontrolle). Einige Ärzte beschrieben, dass eine palliative Sedierung für sie selbst besser auszuhalten war, als einen Patienten aktiv zu Tode zu spritzen und sie eine palliative Sedierung als Ersatz bei Euthanasie-Anfragen anböten (*»PS is a much more humane way. Yes, I try to convince patients to go for this […] But a PS [as compared to euthanasia] for me as a doctor, is much more acceptable« (S. 1058–59); »if you use the technique of PS for euthanasia, then that can be important because the fact of saying goodbye and see someone slip off your hands is a totally different feeling than ›I inject and two minutes later it's finished‹; »But it remains euthanasia; and you have to report it as well, I think«, S. 1059).* Ärzte unterstellen auch, dass Verwandte beim Einsatz einer PS möglicherweise die Lebensverkürzung (Tötungsabsicht?) der Maßnahme nicht so klar wahrnähmen wie bei einer Tötung auf Verlangen (*»and towards the relatives for instance; they do not fully comprehend what [injecting someone to death] involves«, S. 1059).* Die Zusammenarbeit mit ambulanten Palliativteams wurde von Hausärzten als entlastend und hilfreich erlebt.

Zusammenfassend zeigen die genannten Arbeiten, dass die terminale Sedierung als Prozedur regelmäßig eingesetzt wird, und zwar sowohl in Ländern, in denen die aktive Sterbehilfe erlaubt ist als auch in Ländern, in denen diese verboten ist. Die terminale Sedierung wird im Mittel spät eingesetzt, bei bereits eingetretener Sterbephase, im Schnitt etwa ein bis zwei Tage vor dem Tod. Dies und die in den Arbeiten angegebene niedrige Tagesdosis von Midazolam, sowie das Eintitrieren und die individuelle Dosierung abhängig vom einzelnen Patienten zeigen eine Adhärenz zu der EACP-Leitlinie (sh. Cherny et al., 2009[68]).

Der Einsatz der terminalen Sedierung geht aber zum Teil über die in der Leitlinie genannten Indikationen hinaus (z. B. Einsatz bei psychologischem Leiden bei ALS Patienten (Deutschland, Salzmann, Alt-Epping und Simon, 2022[69]) oder Einsatz bei Bitte nach aktiver Sterbehilfe (Belgien, Sercu et al., 2014[70]). Zwei Arbeiten aus Belgien zeigen, dass Palliativmediziner, die in Institutionen arbeiten sich eher an die EACP-Leitlinie halten als Hausärzte, die individueller mit dem einzelnen Patienten, Prozesse aushandeln (Claessens et al., 2012[71] vs. Sercu et al., 2014). Der Einsatz der terminalen Sedierung wird durchweg als eine für den Arzt emotional herausfordernde Maßnahme beschrieben. Sie scheint eine besondere Prozedur zu bleiben. Auch wenn sie als ›normale‹ medizinische Maßnahme verstanden wird, bleibt das moralische Unbehagen oder auch das Gefühl

---

[68] Cherny, N. I., Radbruch, L., & Board of the European Association for Palliative Care (2009). European Association for Palliative Care (EAPC) recommended framework for the use of sedation in palliative care. *Palliative medicine*, *23*(7), 581–593. https://doi.org/10.1177/0269216309107024.

[69] Salzmann, L., Alt-Epping, B., & Simon, A. (2022). Palliative sedation in amyotrophic lateral sclerosis: results of a nationwide survey among neurologists and palliative care practitioners in Germany. *BMC neurology*, *22*(1), 161. https://doi.org/10.1186/s12883-022-02681-7.

[70] Sercu, M., Pype, P., Christiaens, T., Derese, A., & Deveugele, M. (2014). Belgian general practitioners' perspectives on the use of palliative sedation in end-of-life home care: a qualitative study. *Journal of pain and symptom management*, *47*(6), 1054–1063. https://doi.org/10.1016/j.jpainsymman.2013.06.016.

[71] Claessens, P., Menten, J., Schotsmans, P., & Broeckaert, B. (2012). Level of consciousness in dying patients. The role of palliative sedation: a longitudinal prospective study. *The American journal of hospice & palliative care*, *29*(3), 195–200. https://doi.org/10.1177/1049909111413890.

für die enorme Reichweite der Prozedur offensichtlich bestehen. Ärzte geben an, die terminale Sedierung zur Leidlinderung kurz vor dem Tod einzusetzen. Ärzte aus Ländern, in denen die aktive Sterbehilfe verboten ist, grenzen die terminale Sedierung hiervon ab – sie folgen ihrer eigenen nationalen Gerichtsbarkeit und ihren nationalen Leitlinien und stellen sie in der Regel als die ethisch bessere Alternative im Vergleich zur aktiven Sterbehilfe dar.

Interessanterweise wird in den Niederlanden und Belgien dies z. T. anders gesehen: die aktive Sterbehilfe wird als das klarere, offenere und ehrlichere Instrument zur Begleitung im Sterben gesehen als eine terminale Sedierung. Es wird befürchtet, dass letztere ab und zu eingesetzt werde, um Meldepflichten und Bürokratie zu umgehen (Raus, Chambaere und Sterckx, 2016[72], *practice of considerable ethical debate)*. Beide Methoden werden als unterschiedlich, aber notwendig und hilfreich gesehen und für verschiedene Indikationsgebiete sowie zu unterschiedlichen Zeiten (TS – näher zum Tod eingesetzt).

Die Arbeit aus der Schweiz (Tomczyk, Dieudonné-Rahm und Jox, 2021[73]), wo assistierte Suizide seit Jahren offen durchgeführt werden, stellt klar, dass von Ärzten eine terminale Sedierung *nicht* als Ersatzhandlung bei Fragen nach einem assistierten Suizid gesehen wird.

Betroffene

Eine Umfrage mit *Patienten* und deren *Angehörigen* kommt aus Neuseeland (Young et al., 2021[74]). Über einen medialen Aufruf wurden 14 Patienten mit lebenslimitierender Erkrankung (die Hälfte waren im Hospiz und palliativ betreut) und 6 Familienmitglieder für eine Umfrage gewonnen. Von Dezember 2017 bis Januar 2018 wurden qualitative Interviews geführt, um die Haltungen der Teilnehmer zu den Themen Tod, Leiden, Werte, Gesellschaft, Ärzte, Medizin, Lebensqualität, Kontrolle, Würde, Erfahrungen mit Tod von anderen, Planung des Lebensendes sowie zu Sorgen und Angst vor dem Tod zu erfassen.

Die Teilnehmer glaubten zum einen, dass Opiate den Tod verursachen, und dass diese von Ärzten mit der Intention, ihre Patienten zu töten, eingesetzt würden, und

[72] Raus, K., Chambaere, K., & Sterckx, S. (2016). Controversies surrounding continuous deep sedation at the end of life: the parliamentary and societal debates in France. *BMC medical ethics*, *17*(1), 36. https://doi.org/10.1186/s12910-016-0116-2.

[73] Tomczyk, M., Dieudonné-Rahm, N., & Jox, R. J. (2021). A qualitative study on continuous deep sedation until death as an alternative to assisted suicide in Switzerland. *BMC palliative care*, *20*(1), 67. https://doi.org/10.1186/s12904-021-00761-y.

[74] Young, J. E., Winters, J., Jaye, C., & Egan, R. (2021). Patients' views on end-of-life practices that hasten death: a qualitative study exploring ethical distinctions. *Annals of palliative medicine*, *10*(3), 3563–3574. https://doi.org/10.21037/apm-20-621.

hielten den Einsatz von Opiaten am Lebensende für eine verdeckte Form der aktiven Sterbehilfe (Zitat: *»they just morphined her up and 2 days later, oh look at that, it's all over«, S. 3566*). Sie hielten aber den Einsatz von Opiaten am Lebensende, auch wenn eine Einwilligung nicht möglich war oder nicht erfolgte, nicht für eine Tötung (Zitat: *»I've got family who are medical people and they say it's the best option. But it's legal to do that, but it's not actually called AD [aid in dying]. It's just helping her not to suffer«, S. 3566*).

Das geringe Wissen um Wirkung, Indikation und Nebenwirkungen von Opiaten bestätigt sich in einer spanischen Umfrage unter Palliativpatienten und ihren Angehörigen, die in Vorbereitung einer Leitlinie zur Opioidtherapie durchgeführt wurde (García-Toyos et al., 2014[75]). Es wurden qualitative Interviews mit Patienten und Verwandten durchgeführt. Ein Großteil der Teilnehmer war nicht ausführlich über Opioide und deren Nebenwirkungen aufgeklärt. Während alle Betreuenden über die infauste Prognose aufgeklärt waren, wusste nur ein Drittel der Patienten, die an onkologischen und nicht-onkologischen Erkrankungen litten, darüber Bescheid. Teilnehmer der Studie hielten Opioide für Medikamente, die ein Abhängigkeitspotential haben, die nur bei Krebspatienten in der Endphase ihrer Erkrankung eingesetzt würden. Opioide würden zur Schmerztherapie eingesetzt, würden zu einer Einschränkung des Denkens und zu einem verfrühten Tod führen (Zitat einer 70-jährigen onkologischen Patientin: *»I know that morphine ends by taking you away«, S. 580*). Trotz des offensichtlichen Informationsdefizits bestand eine hohe Adhärenz zur Therapie, sie wurde als wirksam und hilfreich und als weiterzuempfehlen bei einem Großteil der Patienten und ihrer Betreuenden empfunden.

In der neuseeländischen Studie widersprachen die Teilnehmer der Annahme, dass eine aktive Sterbehilfe ethisch anders zu bewerten sei als die Beendigung lebenserhaltender Maßnahmen (deutsch: passive Sterbehilfe, Young et al., 2021[76]). Sie hinterfragten die Wertigkeit des DDE (*doctrine of double effect*) (Zitat: *»We're not doing palliative care when we give those last doses of these drugs. We're speeding up the end of life … It's a weasel argument. If you know what is going to happen, saying we're intending to do something else, that is bullshit«, S. 3568*). Die Befragten in Neuseeland befanden legale Wege, das Leben vorzeitig zu beenden (Suizid, freiwilliger Verzicht auf Essen und Trinken, hohe Opiatdosen) als schlechter als

---

[75] García-Toyos, N., Escudero-Carretero, M. J., Sanz-Amores, R., Guerra-De Hoyos, J. A., Melchor-Rodríguez, J. M., & Tamayo-Velázquez, M. I. (2014). Preferences of caregivers and patients regarding opioid analgesic use in terminal care. *Pain medicine (Malden, Mass.)*, *15*(4), 577–587. https://doi.org/10.1111/pme.12376.

[76] Young, J. E., Winters, J., Jaye, C., & Egan, R. (2021). Patients' views on end-of-life practices that hasten death: a qualitative study exploring ethical distinctions. *Annals of palliative medicine*, *10*(3), 3563–3574. https://doi.org/10.21037/apm-20-621.

ein offizielles und offenes Angebot verschiedener Formen der Sterbehilfe (Zitat: *»But that's why I think the medical people should be able to help you out, so it is painless. And not traumatic«; »well you're more likely to commit suicide if you haven't got euthansia«, S. 3568*). Die Autoren schlussfolgern aus den Ergebnissen der Interviews mit den Patienten und Angehörigen, dass deren Meinung auf einer konsequentialistischen Ethik beruhe (egal, welche Maßnahme, das Ende ist gleich, ist der Tod), während Mediziner und Ethiker eher einen deontologischen Erklärungsansatz verfolgen, in dem die Intention einer Handlung ihren Wert bestimmt (und nicht nur ihre Folgen).

In einer japanischen Studie wurden 457 Menschen zu ihrer Haltung zur palliativen Sedierung befragt (Morita, Hirai und Okazaki, 2002[77]). Die Indikation zum Beginn einer Sedierung generell wurde von den Befragten bei anderweitig unbehandelbaren körperlichem als auch bei psychisch-existentiellem Leid als gleichberechtigt gesehen. Die Teilnehmer bevorzugten eine milde und / oder intermittierende Sedierung (ca. 80 % positive Antworten) gegenüber einer tiefen dauerhaften Sedierung bis zum Tod, sie hielten die komplette Aufgabe des Bewusstseins für einen (zu) hohen Preis (Ablehnung ca. 70 %). In der Diskussion wird hierzu angemerkt *»although the respondents expressed the dominant preference for intermittend and mild sedation, these treatment choices could not achieve adequate symptom alleviation and could be impractible in more difficult situations. Thus, the results of this study might not be applicable to cases with very difficult symptoms that cannot be palliated by intermittend or mild sedation« (S. 384).* Die Daten belegen den möglichst zurückhaltenden Einsatz einer terminalen Sedierung im Sinne einer *ultima ratio,* wie in aktuellen Leitlinien gefordert. Ein Anteil an jüngeren, gebildeten Teilnehmern, für die würdevolles Sterben einen Wert darstellte, lehnten eine CDSUD mit höherer Wahrscheinlichkeit ab, ebenso gab es in diesem Teil der Kohorte Teilnehmer, die eine Sedierung am Lebensende für sich komplett ausschlossen. Die große Mehrheit der Teilnehmer gab an, klare Informationen zur Sedierung möglichst früh erhalten zu wollen. Die Autoren schlussfolgern *»this result suggests that clinicians should make efforts to convey to their patients the possibility that sedation may be required in the future, especially when patients accept the fatality of their disease. In cases where patients do not accept the full consequences of their disease, gradual disclosure about the future use of sedatives and emotional support can be useful«* (S. 384).

---

[77] Morita, T., Hirai, K., & Okazaki, Y. (2002). Preferences for palliative sedation therapy in the Japanese general population. *Journal of palliative medicine*, *5*(3), 375–385. https://doi.org/10.1089/109662102320135261.

Auch eine in Korea durchgeführte Studie mit 13 terminal onkologisch kranken Patienten und deren Familienmitgliedern in stationärer Behandlung zeigte geringes Wissen um die Möglichkeit einer palliativen Sedierung (*»the enrolled patients and their caregivers were unaware of PS«,* Eun et al., 2017[78], S. 1013). Auch hier wurde von den Befragten eine frühzeitige Information über die Möglichkeit und die Entscheidung zu einer palliativen Sedierung im Falle anderweitig unbehandelbarer Symptome gewünscht (*»timing of deciding on the use of PS should be before the suffering caused by terminal cancer becomes too great«,* S. 1014). Patienten wünschen, die Entscheidung über eine Sedierung fällen zu können, bevor die Erkrankung (und Medikation) zu einer Bewusstseinseinschränkung führt, die eine eigene, wohlüberlegte Entscheidung zur Initiierung einer PS unmöglich macht. Auf die Frage, wer über den Beginn einer PS entscheiden solle, wurden variable Antworten gegeben (der Patient, die Angehörigen, der Arzt). Fragen zur ethischen Bewertung der Prozedur und potentiellen Analogien zu einer aktiven Sterbehilfe wurden in dem Interview nicht gestellt. Der Einsatz einer Sedierung als Mittel zur Symptomkontrolle wurde vorausgesetzt. Die Autoren empfehlen die Diskussion der Option einer palliativen Sedierung mit den Patienten früh zu führen, wenn deren kognitive Funktion noch intakt ist im Sinne eines *shared decision making* und *advance care planning* sowie die Option einer palliativen Sedierung in einer Vorausverfügung angeben zu können, dies kann auch zur Entlastung der Angehörigen beitragen. Die mangelnde Information der Patienten und Angehörigen durch die Behandler über die Option einer palliativen Sedierung wird in der Studie kritisiert. Bessere und frühzeitigere Information der Patienten über die Option kann Ängste vor allem vor einer kontinuierlichen Bewusstlosigkeit nehmen und eröffnet die Möglichkeit, mit den Patienten und ihren Familien die unterschiedlichen Formen einer palliativen Sedierung (intermittierend, dauerhaft, leicht, mittel, tief) zu besprechen. Im Falle von therapierefraktären Symptomen kann bei Ablehnung einer kontinuierlichen Sedierung der Beginn mit einer intermittierenden Sedierung zunächst eine gute Lösung sein. Die insgesamt offene Haltung der Patienten und ihrer Angehörigen für den Einsatz einer Sedierung zur Symptomkontrolle und das Nicht-in-Frage-Stellen der ethischen Wertigkeit der Prozedur ist interessant, da in Korea eine palliative Sedierung als nur selten eingesetzt beschrieben wurde (2 % vs. 25 % in Italien, S. 1011). Nachdem jegliche Formen der Sterbehilfe in Südkorea zunächst verboten blieben, wurde 2018 im *Life Sustaining Treatment Determination Act* (auch unter *Death with*

[78] Eun, Y., Hong, I. W., Bruera, E., & Kang, J. H. (2017). Qualitative Study on the Perceptions of Terminally Ill Cancer Patients and Their Family Members Regarding End-of-Life Experiences Focusing on Palliative Sedation. *Journal of pain and symptom management, 53*(6), 1010–1016.
https://doi.org/10.1016/j.jpainsymman.2016.12.353.

Dignity Law bekannt) die Beendigung lebenserhaltender Therapien nach Konsens mit der Familie des Betroffenen oder bei Vorliegen einer Patientenverfügung im Falle einer lebenslimitierenden Erkrankung erlaubt.[79] Aktive Sterbehilfe und ein ärztlich-assistierter Suizid sind in Süd-Korea bis heute verboten.

Zum Vergleich möchte ich eine Erhebung zur Meinung der niederländischen Bevölkerung zur palliativen Sedierung aus 2013 zitieren (van der Kallen et al., 2013[80]). Zu dem Zeitpunkt waren in den Niederlanden sowohl ein ärztlich-assistierter Suizid als auch die aktive Sterbehilfe bereits seit 11 Jahren unter bestimmten Voraussetzungen erlaubt (Janssen, 2002[81]). Schon im Abstract wird die Maßnahme der palliativen Sedierung beschrieben als *»Palliative sedation is considered a last resort intervention in end-of-life care and should not be confused with euthanasia«*. In der Studie beantworteten 1960 niederländische Bürger einen Fragebogen mit einer Fallvignette (Krebspatient in palliativer Behandlungssituation mit ausgeprägter Schmerzsymptomatik, die nicht ausreichend zu kontrollieren ist). 16 der Teilnehmer wurden interviewt. 43 % der Befragten war der Begriff *palliative Sedierung* nicht unbekannt, mit jedoch unterschiedlicher Interpretation des Begriffs, z. B. wurde eine palliative Sedierung mit Verhungern-Lassen gleichgesetzt oder als eine Medikamentengabe zur Symptomlinderung, aber auch um einen Patienten langsam sterben zu lassen verstanden. Etwa 75–80 % der Befragten befanden die Gabe von Sedativa bei terminal kranken Patienten (<1 Woche resp. <1 Monat Lebenserwartung) für richtig und gesetzlich erlaubt. Die Zustimmung der Befragten zur aktiven Sterbehilfe in derselben Situation war unter den Befragten vergleichbar (79 %). 20 % der Befragten hielten eine terminale Sedierung für eine Form der aktiven Sterbehilfe. Unter den Interviewten wurden positive und ablehnende Haltungen zur terminalen Sedierung formuliert. Zwei Teilnehmer, deren Angehörige unter einer terminalen Sedierung gestorben waren, hielten die Maßnahme für friedlich und human (Zitate: *»The life slowly ebbed away. […] That was a peaceful end«; »You have time to say goodbye […] he is only put to sleep and died naturally«, S.*

---

[79] https://law.go.kr – abgerufen am 16.05.2023. Act on decisions on life-sustaining treatment for patients in hospice and palliative care or at the end of life.

[80] van der Kallen, H. T., Raijmakers, N. J., Rietjens, J. A., van der Male, A. A., Bueving, H. J., van Delden, J. J., & van der Heide, A. (2013). Opinions of the Dutch public on palliative sedation: a mixed-methods approach. *The British journal of general practice: the journal of the Royal College of General Practitioners*, *63*(615), e676–e682. https://doi.org/10.3399/bjgp13X673685.

[81] Janssen A. (2002). The new regulation of voluntary euthanasia and medically assisted suicide in the Netherlands. *International journal of law, policy, and the family*, *16*(2), 260–269. https://doi.org/10.1093/lawfam/16.2.260.

e680). Gegner einer terminalen Sedierung hielten das Prolongieren des Sterbeprozesses mittels einer terminalen Sedierung (im Vergleich zur aktiven Sterbehilfe) für erniedrigend (Zitat: *»I see the person's life slowly ebbing away. It takes longer and I feel it is a degrading thing to do«, S. e680).*

In den NL starben 2010 12 % der Patienten unter einer tiefen, kontinuierlichen Sedierung bis zum Tod. Die Prozedur wird also auch in einer Gesellschaft, in der Formen der Sterbehilfe, wie der ärztlich-assistierte Suizid und die aktive Sterbehilfe unter bestimmten Bedingungen erlaubt sind, in relevantem Ausmaß eingesetzt. Die unterschiedlichen Formen der Sterbehilfe resp. der Therapie am Lebensende scheinen sich also nicht vollständig zu überschneiden.

Ich habe einige Befragungen von Patienten und deren Zugehörigen hier zitiert. Die Veröffentlichungen zeigen, dass es unter Betroffenen weiterhin ein hohes Maß an Unwissen und Unsicherheiten gibt, z. B. werden Opiate für todbringende Medikamente gehalten, die Möglichkeit einer terminalen Sedierung ist vielen Patienten nicht bekannt. Patienten und deren Familien wünschen sich frühzeitige Aufklärungen, so dass sie in Entscheidungsprozesse eingebunden werden können. Auch wenn Opiatgaben z. T. als todbringend empfunden wurden (Studie Neuseeland, Young et al., 2021[82]) wurde der Einsatz nicht verurteilt, als vorteilhaft und richtig empfunden und nicht mit einer Tötung gleichgesetzt. Einige Paper zeigen, dass aus Sicht der Betroffenen ein Empfinden herrscht, dass die terminale Sedierung und eine aktive Sterbehilfe sehr ähnlich seien, beide bringen das gleiche Ergebnis, den Tod (konsequentialistische Sicht). Die eingesetzten Therapien wurden trotz der Skepsis als hilfreich empfunden. Patienten wünschen sich Ärzte an ihrer Seite und ziehen die ärztliche Begleitung bis zum Tod (mit welchen Mitteln auch immer) anderen Möglichkeiten, sich selbst zu Tode zu bringen (Suizid, FVET), vor. Dies zeigt sich m. E. auch in den Ländern, in denen sowohl der PAS als auch die VAE erlaubt sind – 95 % der Patienten wählen eine aktive Sterbehilfe, wünschen die Hilfe von Ärzten in ihrem Sterben und nicht das maximale Ausleben ihrer Autonomie. Dennoch gibt es in diesen Ländern Menschen, die eine aktive Sterbehilfe für sich als angemessener empfinden als eine terminale Sedierung, bei der der Patient eine unbekannte (und für ihn nutzlose Zeit) in Narkose verbringt, bevor er endlich stirbt.

Die ethischen Bedenken, die bei Ärzten in den Ländern, in denen keine aktive Sterbehilfe praktiziert werden darf, vorherrschen, z. B. dass sie in ihrer ärztlichen Rolle von Patienten als Bedrohung empfunden werden können, weil Ärzte auch aktive Sterbehilfe leisten dürfen, tauchen bei den Betroffenen nicht auf. Dies zeigt

---

[82] Young, J. E., Winters, J., Jaye, C., & Egan, R. (2021). Patients' views on end-of-life practices that hasten death: a qualitative study exploring ethical distinctions. *Annals of palliative medicine*, *10*(3), 3563–3574. https://doi.org/10.21037/apm-20-621.

einmal mehr, was Patienten sich von ihren Ärzten vielleicht am meisten wünschen: Begleitung, eine gute Aufklärung und das Ausloten *aller* Optionen in ihrem Sterben.

3.3 Ethische Bewertung terminale Sedierung vs. aktive Sterbehilfe

In den ärztlichen Leitlinien wird die terminale Sedierung als eine medizinische Standardprozedur dargestellt. Die terminale Sedierung wird häufig als die ethisch akzeptable Alternative von der aktiven Sterbehilfe abgegrenzt, vor allem in Ländern, in denen die aktive Sterbehilfe weiterhin verboten ist.[83] Die Beurteilung, dass eine terminale Sedierung als die »ethisch saubere« Alternative zu einer aktiven Sterbehilfe zu verstehen ist, wird jedoch nicht einhellig geteilt. So verweist das deutsche Bundesverfassungsgericht in seinem Urteil zum § 217 darauf, dass eine Behandlungspflicht für palliativmedizinische Maßnahmen nicht bestehe, diese dürfe nicht in eine *autonomiefeindliche Pflicht* umschlagen, sondern müsse ein Angebot bleiben (Rn. 299). Interessant ist des Weiteren, dass in Ländern wie Belgien und den Niederlanden, in denen seit mehr als zwanzig Jahren die aktive Sterbehilfe unter bestimmten Bedingungen durch Ärzte straffrei durchgeführt werden darf, Ethiker die palliative Sedierung als eine Methode *of considerable ethical debate*[84] bezeichnen und medizinisches Fachpersonal angesichts der fehlenden staatlichen Kontrollmechanismen, die terminale Sedierung als z. T. ethisch fragwürdig klassifizieren.[85] Die Gesetzgebung und der praktische Umgang mit der Hilfe im und beim Sterben nehmen offenbar Einfluss auf die moralische Wertung der verschiedenen Prozeduren.

[83] Hierzu sei u. a. die deutsche S3-Leitlinie für Palliativmedizin verwiesen, in der es heißt: die palliative Sedierung ist *der überwachte Einsatz von Medikamenten mit dem Ziel einer verminderten oder aufgehobenen Bewusstseinslage […], um die Symptomlast in anderweitig therapierefraktären Situationen in einer für Patienten, Angehörige und Mitarbeiten ethisch akzeptablen Weise zu reduzieren.* Unterstreichung hinzugefügt.

[84] Raus, K., Sterckx, S., & Mortier, F. (2011). Is continuous sedation at the end of life an ethically preferable alternative to physician-assisted suicide? *The American journal of bioethics: AJOB*, *11*(6), 32–40. https://doi.org/10.1080/15265161.2011.577510.

[85] Roest, B., & Leget, C. (2023). A multidisciplinary perspective on physician-assisted dying in primary care in The Netherlands: A narrative interview study. *Death studies*, *47*(3), 315–327. https://doi.org/10.1080/07481187.2022.2065554; S. 5, Zitat einer Palliativpflegekraft: *»I find it to be a much, much bigger problem than euthanasia, the dilemmas around palliative sedation […] what is the indication for palliative sedation? That is a refractory symptom, and the requirement must be a life exspectancy of less than two weeks […] the threshold to start palliative sedation seems to be so low that we sometimes have questions about it«.*

Kommen wir zu der Kernfrage dieser Arbeit:

Ist die terminale Sedierung eine Form der aktiven Sterbehilfe?
Und wenn ja, da in Deutschland eine Tötung auf Verlangen verboten ist, denken wir dennoch, dass wir die terminale Sedierung benötigen? Und wenn ja, müsste man nicht auch die aktive Sterbehilfe erlauben?

Und wenn nein, wie lässt sich aus der praktischen Erfahrung ableiten, dass die terminale Sedierung den Status als Prozedur *sui generis* haben sollte? Wenn sich die Prozeduren unterscheiden, ist die terminale Sedierung eine Alternative für Menschen mit Sterbewünschen? Unterscheiden sich die Prozeduren in ihrer ethischen Bewertung? Ist eine terminale, tiefe Sedierung bis zum Tod ethisch einwandfrei, die aktive Sterbehilfe aber nicht? Ist die terminale Sedierung bis zum Tod *immer* die ethisch bessere Alternative als eine Tötung auf Verlangen?

3.3.1 Ist die tiefe kontinuierliche Sedierung bis zum Tod eine Form der aktiven Sterbehilfe?

Ich beginne mit einer These aus der Arbeit von Billings und Block (1996)[86]: *»Slow euthanasia puts an acceptable face on an otherwise forbidden practice«*, und einer weiteren aus einem Paper von Orentlicher (1997)[87], *»terminal sedation seems consistent with traditional medical care but often is a form of euthanasia«*, die in klarem Kontrast steht zu den Aussagen in der EACP-Richtlinie, die die palliative Sedierung als eine *»ethical practice when used in appropriate situations«* bezeichnet und unter der Überschrift *»abuse of palliative sedation«* schreibt, *»abuse of palliative sedation occurs when clinicians sedate patients approaching the end of life with the primary goal of hastening patient's death«*, und fortfährt, *»these duplicitous practices represent an unacceptabel, and often illegal, deviation from normative ethical clinical practice«*.[88] Billings, Block und Oerentlicher verdammen die terminale Sedierung nicht als falsche oder inhumane Praxis, denken aber,

[86] Billings, J. A., & Block, S. D. (1996). Slow euthanasia. *Journal of palliative care, 12*(4), 21–30.

[87] Orentlicher D. (1997). The Supreme Court and physician-assisted suicide-rejecting assisted suicide but embracing euthanasia. *The New England journal of medicine, 337*(17), 1236–1239.
https://doi.org/10.1056/NEJM199710233371713.

[88] Cherny, N. I., Radbruch, L., & Board of the European Association for Palliative Care (2009). European Association for Palliative Care (EAPC) recommended framework for the

dass ein offener und ehrlicher Diskurs über die Natur der Maßnahme notwendig sei, und dem heimlichen und ggf. nicht sachgerechten Einsatz entgegenzutreten sei.

Die divergierenden Ansichten zu dem, wie die terminale Sedierung einzuordnen ist, halten an. Mediziner neigen eher dazu, sie als medizinische Maßnahme zur Behandlung eines therapierefraktären Leidens am Lebensende zu klassifizieren[89]; auf der anderen Seite gibt es Philosophen, Theologen, aber auch Ärzte, die eine terminale Sedierung als dafür geeignet und gemacht erachten, das Leben eines Patienten aktiv zu beenden.[90]

Häufig wird, besonders von Befürwortern der Praxis der terminalen Sedierung, die sich nicht als aktive Sterbehelfer verstehen wollen (oder dürfen), die *Doktrin des Doppeleffekts (DDE)* zur ethischen Rechtfertigung bemüht. Hiermit wird die *terminale Sedierung als ethisch akzeptable Lösung* dargestellt, da der Arzt den Tod des Patienten nicht intendiere und lediglich dessen Leiden behandeln möchte (der Tod des Patienten sei ein unerwünschter Nebeneffekt und durch die Grunderkrankung herbeigeführt), im Gegensatz zur aus Sicht der Argumentatoren *unakzeptablen Lösung der aktiven Sterbehilfe* (hier ist die Intention des Arztes, das Leben seines Patienten gemäß dessen Wunsch zu beenden, dies könne niemals gut sein).

Die Doktrin des Doppeleffekts geht auf Thomas von Aquin zurück[91] und erklärt, dass es Akte gibt, die zwei Resultate erbringen können, ein intendiertes gutes Ergebnis (das eigentliche Ziel der Handlung) und einen schlechten (Neben)Effekt. Damit eine solche Handlung ethisch gerechtfertigt sein kann, müssen folgende Bedingungen erfüllt sein:

---

use of sedation in palliative care. *Palliative medicine*, *23*(7), 581–593. https://doi.org/10.1177/0269216309107024.

[89] Sh. Kapitel Leitlinien terminale Sedierung, z. B. die EACP-Leitlinie.

[90] Eine ganze Serie von Artikeln, die sich gegen die terminale Sedierung aussprechen ist 2018, Band 39 in Theoretical Medicine and Bioethics erschienen: sie erklären eine PS für mit dem Hippokratischen Eid vereinbar, während die aktive Sterbehilfe und ein ärztlich-assistierter Suizid diesen verletzten. Es wird sich der Argumentation des Doppeleffekts bedient, z. B. Farrow D. (2018). Reckoning with the last enemy. *Theoretical medicine and bioethics*, *39*(3), 181–195. https://doi.org/10.1007/s11017-018-9437-0; sh. hierzu weiter unten.

[91] Aquinas T. Summa theologica II-II, Qu. 64, Art. 7; abgerufen am 20.05.2023, z. B. zitiert in https://plato.stanford.edu/entries/double-effect/

1. Die Handlung an sich muss moralisch gut oder mindestens indifferent sein.
2. Der Handelnde intendiert den schlechten Effekt nicht, nimmt ihn aber in Kauf. Wenn er den guten Effekt ohne gleichzeitigen schlechten Effekt erreichen kann, sollte er dies tun.
3. Der gute Effekt muss direkt aus der Handlung folgen, der schlechte Effekt darf nicht das Mittel sein, mit dem der gute Effekt erreicht wird.
4. Der gute Effekt muss hinreichend wichtig sein, um den schlechten Effekt in Kauf zu nehmen (Proportionalitäts-Prinzip).

Bezüglich der terminalen Sedierung findet sich häufig folgende Argumentationslinie, wenn der Doppeleffekt als Argument für die ethische Akzeptabilität einer terminalen Sedierung herhalten soll: Mit Hilfe der terminalen Sedierung wird vom Arzt die Linderung des Leidens intendiert (gute Wirkung), als ungünstiger Nebeneffekt wird die Bewusstlosigkeit und möglicherweise auch ein verfrühter Todeseintritt des Patienten in Kauf genommen (schlechte Wirkung). Der Arzt intendiert aber weder die Bewusstlosigkeit noch den Tod des Patienten, er sieht sich angesichts des therapierefraktären Leidens des Patienten letztlich nur noch durch das besondere Mittel der terminalen Sedierung in der Lage, seinem Patienten zu helfen (*ultima ratio* Maßnahme). Die Sedierungstiefe muss dem Leiden des Patienten angemessen sein (so wenig tief wie möglich, um damit die Symptome zu lindern), um das Proportionalitätsprinzip zu erfüllen.

Die Rechtfertigung der terminalen Sedierung über den DDE als ethisch akzeptable Maßnahme ist jedoch aus mehreren Gründen angreifbar: *erstens* ist die *Intention* des Arztes von außen nicht beurteilbar, daher kann nicht gesagt werden, ob dieser die Bewusstlosigkeit resp. einen verfrühten Tod des Patienten nicht doch (auch) intendiert hat. Zudem sind Intentionen häufig mehrdeutig sind und haben viele Facetten[92] (z. B. ist der Arzt in seiner Empathie selbst so herausgefordert durch das Leiden des Patienten, dass er tatsächlich eine Beschleunigung des Sterbens wünscht, ›damit es endlich vorbei ist und der Patient von seinem Leiden erlöst ist‹). *Zweitens* muss diskutiert werden, ob der Tod des Patienten immer das Schlechte schlechthin ist, oder ob es nicht Situationen gibt, in denen das Leben derartig unerträglich geworden ist, die Situation keine Besserung mehr erfahren kann, dass der *Tod an sich eine Gnade* bedeuten kann (negative Lebensqualität, dann gäbe es keinen schlechten Effekt, man bräuchte den DDE nicht zu bemühen, um einer TS zu rechtfertigen). *Drittens* kann gefragt werden, ob nicht

[92] Quill T. E. (1993). The ambiguity of clinical intentions. *The New England journal of medicine, 329*(14), 1039–1040. https://doi.org/10.1056/NEJM199309303291414.

sowohl die Bewusstlosigkeit als auch ein verfrühter Tod, nicht doch das *Mittel* sind, mit dem das Leiden des Patienten beendet wird. Trotz der ›wackeligen Konstruktion‹ wird die Doktrin des Doppeleffektes immer wieder bemüht, um eine tiefe, terminale Sedierung bis zum Tod ethisch zu rechtfertigen (und andere Ideale in der Argumentation nicht aufgeben zu müssen, wie z. B. das Ideal der ›Heiligkeit des Lebens‹ oder das Gebot ›ein Arzt darf niemals töten‹).

Auch Faris et al., eine kanadische Arbeitsgruppe, sprechen sich in ihrem Paper von 2021 gegen die Anwendung der Doktrin des Doppeleffektes als Argumentationshilfe aus, um die Anwendung einer terminalen Sedierung bis zum Lebensende ethisch zu rechtfertigen.[93] In Kanada sind sowohl der ärztlich-assistierte Suizid als auch eine Tötung auf Verlangen seit 2016 legalisiert. Die Autoren meinen, dass der DDE von Medizinern häufig zur Rechtfertigung einer terminalen Sedierung herangezogen wird. Während der DDE im Prinzip auf jede (riskante) medizinische Maßnahme in der üblichen Nutzen-Risiko-Abwägung anzuwenden ist (ein gutes Beispiel ist die Gabe einer intensiven Chemotherapie mit einer hohen akuten Nebenwirkungsrate und dem nicht unerheblichen Risiko, dass Patienten an den Nebenwirkungen der Therapie sterben, um langfristig eine Heilung der Krebserkrankung zu erreichen), wird die Doktrin überzufällig häufig im Kontext der Therapien am Lebensende argumentativ verwendet.

Die Autoren argumentieren, dass der DDE im Kontext einer terminalen Sedierung aus folgenden Gründen *nicht* angemessen sei: nach Thomas von Aquin wäre die Leidenslinderung nicht primär etwas Gutes gewesen (Leiden gehört im christlichen und muslimischen Glauben zum irdischen Leben und das Aushalten des Leidens kann ein Weg sein, um später Gnade von Gott zu erhalten). Zudem wäre das Riskieren eines verkürzten Lebens nicht angemessen gewesen, ›nur‹ um das Leiden zu vermindern. Die Lebensverkürzung würde, einen *absoluten* Wert des Lebens voraussetzend, *immer* falsch sein (Verletzung des Proportionalitätskriteriums). Dies entspricht einer häufigen Argumentationslinie bei Gegnern einer palliativen Sedierung und jeglicher Form der Sterbehilfe. Wenn man mit Kant argumentieren würde, wäre das Proportionalitätsprinzip ebenfalls verletzt, da die Ausschaltung des freien Willens und der Entscheidungsfähigkeit kein angemessenes Mittel der Leidensminderung sein kann. Aus utilitaristischer Sicht (Bentham) ist es moralisch gut, Wohlbefinden zu mehren und Schmerz zu vermeiden, eine terminale Sedierung kommt als Maßnahme in Frage, man würde aber den DDE nicht benötigen, da das Überwiegen der Linderung unerträglichen Leidens an

[93] Faris, H., Dewar, B., Dyason, C., Dick, D. G., Matthewson, A., Lamb, S., & Shamy, M. C. F. (2021). Goods, causes and intentions: problems with applying the doctrine of double effect to palliative sedation. *BMC medical ethics*, *22*(1), 141. https://doi.org/10.1186/s12910-021-00709-0.

sich ausreicht, um Bewusstlosigkeit und verfrühten Tod in Kauf zu nehmen (die Intention spielt keine Rolle). Aus dieser konsequentialistischen Sicht, wären eine terminale Sedierung und eine aktive Sterbehilfe nicht zu trennen, beide haben letztendlich den gleichen Effekt: den Tod des Patienten und damit ein Ende seines Leidens (Young et al., 2021).[94]

Wenn man des Weiteren ein Recht auf selbstbestimmtes Sterben anführt (Wert: Autonomie), benötigt man auch keine DDE-Argumentation, wenn der Patient selbst entscheidet, dass er sich den Tod mehr wünscht als in seinem Leben und Leiden zu verweilen, verliert der vorzeitige Tod seine Bestimmung als ›schlechter Effekt‹ (mit dem Autonomie Argument lassen sich jedoch auch eine aktive Sterbehilfe und das Recht auf einen ärztlich assistierten Suizid begründen).

Des Weiteren wird angegeben, dass nicht belegt ist, dass terminale Sedierungen das Leben verkürzen, der Eindruck der meisten Kliniker widerspricht diesem Argument ohnehin (aber es gibt auch gegenteilige Meinungen, wie von Rady und Verheijde, 2010)[95]. Es wird zudem das Problem der Interpretation von Intentionen angesprochen. Die Autoren stellen schließlich die Frage, warum die Doktrin des Doppeleffektes trotz all der offensichtlichen Schwächen so häufig zur Rechtfertigung einer terminalen Sedierung herangezogen wird, und stellen die Hypothese auf, dass Ärzte mit Hilfe des Doppeleffektes ihr moralisches Unbehagen beruhigen (mit den Worten eines australischen Palliativmediziners: *»well-intentioned self-deception ... the intention would be to hasten the person's death ... while satisfying oneself that one is not providing the lethal bolus«).* Ärzte können mit Hilfe der DDE-Argumentation weiterhin ihrem Ideal Treue halten, dass sie niemals beabsichtigen, ihre Patienten zu töten, und ihnen dennoch im Angesicht von unerträglichem Leiden etwas anbieten zu können, das sie Therapie nennen. In diesem Punkt ist interessant, dass ein Teil der Palliativmediziner zu den erbittertsten Gegnern des ärztlich-assistierten Suizids und einer Tötung auf Verlangen ist (höherer Prozentsatz als bei Ärzten aus anderen Fächern[96]), bis zu dem Punkt, dass sie das Vorhandensein eines therapierefraktären, unerträglichen Leidens verneinen, ›alles‹

---

[94] Young, J. E., Winters, J., Jaye, C., & Egan, R. (2021). Patients' views on end-of-life practices that hasten death: a qualitative study exploring ethical distinctions. *Annals of palliative medicine, 10*(3), 3563–3574. https://doi.org/10.21037/apm-20-621.

[95] Rady, M. Y., & Verheijde, J. L. (2010). Continuous deep sedation until death: palliation or physician-assisted death? *The American journal of hospice & palliative care, 27*(3), 205–214. https://doi.org/10.1177/1049909109348868.

[96] Zenz, J., Rissing-van Saan, R., & Zenz, M. (2017). Ärztlich assistierter Suizid – Umfrage zu § 217 StGB [Physician Assisted Suicide – Survey on § 217 StGB in Germany]. *Deutsche medizinische Wochenschrift (1946), 142*(5), e28–e33. https://doi.org/10.1055/s-0042-122119: Die Zustimmung unter Palliativmediziners zum PAS lag bei 20 %.

sei mit den Mitteln einer guten Palliativmedizin behandelbar, dank der Maßnahme der terminalen Sedierung seien aktive Formen der Sterbehilfe oder Suizidbeihilfe obsolet (terminale Sedierung als hinreichender Ersatz bei Sterbewünschen).[97]

Die Autoren halten die Argumentation des DDE, um den moralischen Status einer terminalen Sedierung zu verteidigen und von der aktiven Sterbehilfe abzugrenzen, für reduktionistisch und sehen ein Risiko, dass darüber der Diskurs über Maßnahmen im Sterben unterbunden wird. Die Reduktion der terminalen Sedierung auf eine simple medizinische Maßnahme, die leider den negativen Effekt eines kompletten Bewusstseinsverlusts und möglicherweise früheren Todeseintritt hat, ließe keinen Raum für die Pluralität von Wertvorstellungen bei Patienten, Familien und Ärzten und werde der Komplexität von Wertekonflikten am Lebensende nicht gerecht.

Insgesamt stellt sich für mich auch mit einem Blick aus der Praxis folgendes Problem aus ärztlicher Sicht dar: wir sehen manchmal Patienten, die unerträglich leiden und keine noch so ausgefeilte Schmerztherapie, kein noch so interdisziplinärer Ansatz der Betreuung ist in der Lage, das Leiden unter Kontrolle zu bringen. Das Leiden ist therapierefraktär. Patienten halten ihr Leiden nicht mehr aus, dem am Bett stehenden Arzt und den Verwandten geht es kaum besser. Man *benötigt* ein Mittel, um diesem Leiden Herr zu werden, und findet es, indem man das Bewusstsein des Patienten ausschaltet. Der Patient kommt unter der Sedierung zur Ruhe, die ganze Situation entspannt sich, man wird der herrschenden Verzweiflung wenigstens vorübergehend Herr, man versucht, einen unerträglichen Sterbeprozess zu erleichtern. Wir brauchen in Einzelfällen dieses Mittel. Bei einem in seinen Qualen schreienden oder stöhnenden Patienten tatenlos am Bett zu stehen, weil man sich nicht trauen darf, ihm Sedativa zu geben (die

---

Zum Vergleich lag die Zustimmung bei Onkologen bei 50 %: Schildmann et al. Role and responsibility of oncologists in assisted suicide. Practice and views among members oft he DGHO. ESMAO 2021, Vol 6, Iss 6: 1–8.

[97] In der »Leitlinie zur Palliativen Sedierungstherapie« der Österreichischen Palliativtherapie heißt es z. B.: »die mit medikamentösen Mitteln herbeigeführte Bewusstseinsdämpfung am Lebensende wird zunehmend angewandt und wird als ethisch akzeptable Alternative zu kontroversiell diskutierten Praktiken am Lebensende, wie Tötung auf Verlangen oder ärztlich assistiertem Suizid, betrachtet«. Aus: Weixler, D., Roider-Schur, S., Likar, R., Bozzaro, C., Daniczek, T., Feichtner, A., Gabl, C., Hammerl-Ferrari, B., Kletecka-Pulker, M., Körtner, U. H., Kössler, H., Meran, J. G., Miksovsky, A., Pusswald, B., Wienerroither, T., & Watzke, H. (2017). Leitlinie zur Palliativen Sedierungstherapie (Langversion): Ergebnisse eines Delphiprozesses der Österreichischen Palliativgesellschaft (OPG) [Austrian guideline for palliative sedation therapy (long version): Results of a Delphi process of the Austrian Palliative Society (OPG)]. *Wiener medizinische Wochenschrift (1946), 167*(1–2), 31–48. https://doi.org/10.1007/s10354-016-0533-3.

wir sonst auch jeden Tag einsetzen), scheint grausam. Trotzdem beraubt die terminale Sedierung den Patienten seiner Vigilanz, bedeutet sie seinen ›sozialen Tod‹, nimmt ihm die Möglichkeit der Interaktion mit seinen Verwandten. Ein hoher Preis, der dennoch manchmal notwendig scheint, um einen Patienten in seinen Qualen nicht allein zu lassen. Ärzte können die Ausschaltung des Bewusstseins eines Patienten als *ultima ratio* ertragen. Den Vorwurf, ihren Patienten umzubringen, ertragen sie u. U. nicht.

Ich glaube, wir brauchen für eine gute palliative Symptomkontrolle in Einzelfällen eine terminale Sedierung. Wir möchten nicht, dass die moralischen Bedenken und ihre Ängste auf Seiten der Patienten und Verwandten so groß sind, dass wir die hilfreiche Therapie einer Sedierung nicht einsetzen können. Wir beruhigen unser Gewissen, aber auch das der Patienten und Verwandten, wenn wir die terminale Sedierung als mildere und langsamere Maßnahme, die mehr einem natürlichen Sterbeprozess ähnelt, von der aktiven Sterbehilfe nach der Bolusgabe einer tödlichen Substanz in der ethischen Reflexion distanzieren. Trotzdem bleibt die Frage, ob diese Nicht-Ganz-Ehrlichkeit im Sinne eines Gutmeinens und eines Nicht-Schadens in einer ohnehin schon sehr heiklen Sterbephase nicht auf eine Weise zu paternalistisch und den Diskurs verhindernd ist. Auch wenn die Vermeidung des Hinterfragens der ethischen Beurteilung einer terminalen Sedierung im Akutfall (tödliche Blutung und Asphyxie) hilfreich und für alle beruhigend sein mag, es die Dinge einfacher macht, kann es sein, dass die Ablehnung der Diskussion zugleich den Diskurs darum erstickt, ob die aktive Sterbehilfe und der ärztlich assistierte Suizid ethisch valide Alternativen für Patienten sein können.

Einen Punkt möchte ich als Ärztin betonen: auch ich halte die Möglichkeit, eine tiefe, palliative Sedierung bis zum Tod bei unerträglichem Leiden eines sterbenden Patienten einsetzen zu dürfen, für unerlässlich. Zu negieren, dass wir diese Prozedur, auch wenn sie sehr eingreifend ist, vereinzelt am Lebensende brauchen (und zwar primär der Patient, nicht der Arzt) würde bedeuten, zu negieren, dass es im Sterben für den Patienten unerträgliche und aus Sicht des Arztes therapierefraktäre Zustände gibt. Ich halte die terminale Sedierung in den genannten Einzelfällen nicht nur für eine notwendige, sondern, wenn es dem Patientenwunsch entspricht, für eine *ethisch gebotene* Maßnahme.

Widmen wir uns nach dem ersten Versuch, Gründe zu finden, warum Ärzte die terminale Sedierung als ethisch bessere Maßnahme im Vergleich zu einer Tötung auf Verlangen darstellen möchten, noch einmal praktischen Aspekten der beiden Maßnahmen, mit der Frage, wo diese gleich und wo sie verschieden sind.

Abbildung 3.1 zeigt, die unterschiedlichen Zeithorizonte, in denen die verschiedenen Maßnahmen beim unheilbar kranken Patienten am Lebensende durchgeführt werden (sollen). In Oregon und anderen Ländern, in denen der ärztlich

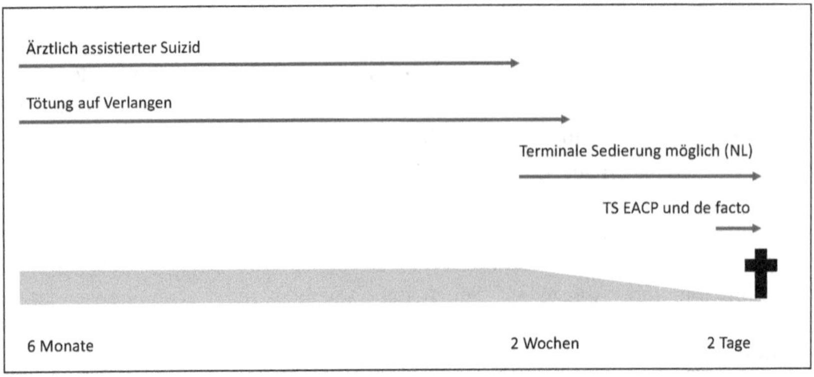

Abbildung 3.1 Zeithorizonte bei einem ärztlich assistierten Suizid, einer Tötung auf Verlangen und einer terminalen Sedierung (TS) laut der niederländischen Richtlinie resp. der EAPC-Richtlinie und der de facto eingesetzten Sedierung am Lebensende

assistierte Suizid und / oder die aktive Sterbehilfe straffrei zum Einsatz kommen können, wird in der Regel das Vorliegen einer lebenslimitierenden Erkrankung zur Einhaltung der Sorgfaltskriterien gefordert, die Lebenserwartung des Patienten soll nicht über 6 Monaten liegen[98] (dies ist in Deutschland jedoch nicht der Fall). Die Durchführung einer tiefen, palliativen Sedierung bis zum Tod (CDSUD) wird in der EACP-Guideline nur für Patienten, deren Tod innerhalb weniger Stunden bis etwa zu zwei Tagen zu erwarten ist, als indiziert gesehen. Andere nationale Richtlinien (NL[99], Belgien) sehen den maximalen Zeithorizont für den Einsatz einer CDSUD bei etwa zwei Wochen, um zu vermeiden, sich einer Tötung durch Dehydratation schuldig zu machen, wenn, wie üblich und meist empfohlen, mit Beginn der Sedierung auch auf die Zufuhr von Nahrung und Flüssigkeit verzichtet wird. Ein ärztlich assistierter Suizid und eine aktive Sterbehilfe können aufgrund der Sorgfaltskriterien jedoch häufig nicht mehr sehr nah am Lebensende ausgeführt werden (z. B. wegen fehlender Einwilligungsfähigkeit oder fehlender

[98] Oregon, Death with Dignity Act: (12) „Terminal disease“ means an uncurable or irreversible disease that has been medically confirmed and will, within reasonable medical judgement, produce death within six months. Abgerufen am 21.05.23 unter. https://www.oregon.gov/oha/providerpartnerresources/evaluationresearch/deathwithdignityact/pages/ors.aspx.

[99] Verkerk, M., van Wijlick, E., Legemaate, J., & de Graeff, A. (2007). A national guideline for palliative sedation in the Netherlands. *Journal of pain and symptom management*, *34*(6), 666–670. https://doi.org/10.1016/j.jpainsymman.2007.01.005.

motorischer Fähigkeiten beim ärztlich assistierten Suizid). Die palliative Sedierung hat ihren möglichen Einsatzzeitpunkt in der Praxis und gemäß den aktuellen Leitlinien letztlich nur wenige Stunden bis Tage vor dem erwarteten Tod, während es bei einer Tötung auf Verlangen und einem ärztlich assistierten Suizid ein ›zu spät‹ gibt.

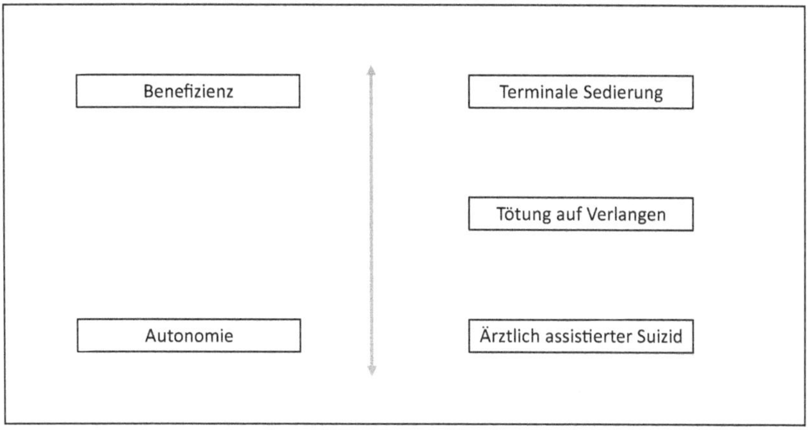

Abbildung 3.2 Vorherrschendes ethisches Prinzip bei einer terminalen Sedierung im Vergleich zur aktiven Sterbehilfe und dem ärztlich assistierten Suizid

Abbildung 3.2 verdeutlicht den Unterschied der verschiedenen möglichen Maßnahmen am Lebensende in Bezug auf den Prinzipienkonflikt zwischen Benefizienz und Autonomie. Im Falle einer terminalen Sedierung ist der Arzt der Handelnde und im Extremfall (akuter Notfall) der Alleinentscheider. Auch bei einer protrahierten, geplanten terminalen Sedierung sind Ärzte typischerweise die Ideengeber für die Maßnahme, eine Einwilligung wird nicht immer eingeholt.[100] Der ärztlich assistierte Suizid liegt am anderen Ende des Spektrums: der Patient ist Initiator und Handelnder, der Arzt hat nur eine Nebenrolle, z. B. als Beschaffer des Medikaments. Eine Tötung auf Verlangen steht dazwischen: der Patient ist Initiator der Handlung, aber der Arzt führt diese aus. Es ist in diesem Rahmen interessant, dass sowohl in den Niederlanden als auch in Belgien, in denen die beiden letztgenannten Prozeduren seit über zwei Jahrzehnten erlaubt sind, etwa

[100] Robijn, L., Cohen, J., Rietjens, J., Deliens, L., & Chambaere, K. (2016). Trends in Continuous Deep Sedation until Death between 2007 and 2013: A Repeated Nationwide Survey. *PloS one*, *11*(6), e0158188. https://doi.org/10.1371/journal.pone.0158188.

95 % der Patienten mit einer Tötung auf Verlangen ihr Leben beenden und nur ein geringer Prozentsatz einen ärztlich assistierten Suizid favorisiert.[101] Dies mag für die erhöhte Hemmschwelle des Selbst-an-sich-Handanlegens sprechen. Die Daten sprechen aber vielleicht auch dagegen, dass die Patientenautonomie an sich das primär Treibende in der vorzeitigen Beendigung des Lebens bei schwerem Leiden ist, und mögen eher zeigen, dass Patienten in großer Not sich Hilfe von ihren Ärzten wünschen, und diese Hilfe im Ausnahmefall des unerträglichen Leidens sogar darin bestehen darf, dass der Arzt seinem Patienten das Leben nimmt.

Die Anwendungsfelder und Zeithorizonte lassen erkennen, dass die Maßnahmen u. U. sowohl von Patienten als auch von Ärzten letztlich doch als verschieden verstanden und empfunden werden, in anderen Worten, dass die tiefe palliative Sedierung bis zum Tod eine Prozedur *sui generis* ist, die einer *eigenen* Rechtfertigung und Bewertung jenseits der anderen Sterbehilfeformen bedarf. Das Gezeigte impliziert jedoch *nicht*, dass der einen oder anderen Maßnahme unter ethischen Gesichtspunkten der Vorzug gegeben werden muss. Möglicherweise haben alle drei Maßnahmen auf ihre Weise ihre eigene Berechtigung und ihr eigenes Anwendungsfeld.

Im Erleben des Arztes und der Zugehörigen wird der Einsatz einer terminalen Sedierung am Lebensende möglicherweise anders gewertet als das akute Zu-Tode-Spritzen eines Patienten bei der Anwendung der aktiven Sterbehilfe, der Prozess ähnelt in seiner Langsamkeit mehr einem natürlichen Sterben und ermöglicht es Ärzten, nicht selbst den *genauen* Todeszeitpunkt zu bestimmen. Im ärztlichen Selbstverständnis begleitet er den Patienten in seinen Tod und verursacht diesen nicht notwendigerweise. Für den Patienten sollte sich eine tiefe, kontinuierliche Sedierung bis zum Tod letztlich im Erleben bei der Durchführung der Prozedur *nicht* unterscheiden von einem Sterben durch das Spritzen einer tödlichen Substanz. Sein Erleben erlischt mit dem Beginn der tiefen Sedierung. Wenn verschiedene Möglichkeiten der Hilfe im und zum Sterben vor der Akutphase mit einem Patienten in der Arzt-Patienten-Interaktion thematisiert werden, ist es jedoch vorstellbar, dass Patienten die eine der anderen Prozedur in ihrem Wertegerüst vorziehen: sei es die aktive Sterbehilfe, um im Sinne der Autonomie und Kontrolle die eigene Geschichte bis zum Ende bestimmen zu können, sei es die terminale Sedierung, weil ein Patient das langsame Sterben unter Medikamenten einer akuten Tötungshandlung vorzieht, z. B. wegen einer größeren Ähnlichkeit zum natürlichen Sterbeprozess oder weil Zugehörigen eine akute Tötungshandlung erspart werden soll.

---

[101] https://fowid.de/meldung/sterbehilfe-niederlande-2011-2021, abgerufen am 19.05.2023.

3.3.2 Ist die terminale Sedierung eine Alternative für Menschen, die sich einen ärztlich assistierten Suizid oder eine Tötung auf Verlangen wünschen?

1997 entschied der *Supreme Court* der USA in zwei wegweisenden Fällen gegen ein Recht auf einen ärztlich assistierten Suizid.[102] Die Argumentation beinhaltete u. a. die Feststellung, dass bei unerträglichem Leiden eine terminale Sedierung als Alternative zur Verfügung stehe und somit ein Recht auf einen assistierten Suizid unnötig sei.[103] Dieser These widersprechen die eben genannte Arbeit sowie weitere Paper.[104] In Washington wurde nach einer Volksabstimmung am 04. November 2008 der *Death with Dignity Act* (in Anlehnung an selbigen Act aus Oregon, der seit 1997 in Kraft war) mit 58 % zu 42 % positiv beschieden. Seitdem besteht in Washington die Möglichkeit eines ärztlich-assistierten Suizids unter bestimmten Bedingungen, die aktive Sterbehilfe bleibt weiterhin verboten.[105]

Ich habe im letzten Abschnitt ausgeführt, dass ich denke, dass die terminale Sedierung eine eigenständige Prozedur ist, die im Ablauf und in der Anwendung in der Regel von einer aktiven Sterbehilfe abgegrenzt werden kann. Als Argumente hatte ich die *Zeitlichkeit*, wann eine terminale Sedierung im Vergleich zu einer aktiven Sterbehilfe angewandt wird (nämlich: später im Sterbeprozess), angeführt und zweifelsohne ist die Geschwindigkeit des Todeseintritts, die meist rascher nach dem gezielten Spritzen der letalen Dosis eines Barbiturats ist als im Falle einer terminalen Sedierung (Ausnahme: Notfallsituation wie Blutung und Asphyxie am Lebensende). Da der *Patient* mit dem Beginn einer tiefen, kontinuierlichen Sedierung bis zum Tod sein Bewusstsein verliert, gibt es für diesen *keinen* Unterschied mehr zur aktiven Sterbehilfe – er stirbt seinen sozialen Tod nur vor dem biologischen Tod bei einer terminalen Sedierung,

[102] Washington v. Glucksberg 117 S. Ct. 2258 (1997) und Vacco v. Quill, 117 S. Ct. 2293 (1997).

[103] Orentlicher D. (1997). The Supreme Court and physician-assisted suicide–rejecting assisted suicide but embracing euthanasia. *The New England journal of medicine*, *337*(17), 1236–1239. https://doi.org/10.1056/NEJM199710233371713.

[104] Beispielhaft können hier zwei Veröffentlichungen genannt werden: Raus, K., Sterckx, S., & Mortier, F. (2011). Is continuous sedation at the end of life an ethically preferable alternative to physician-assisted suicide?. *The American journal of bioethics: AJOB*, *11*(6), 32–40. https://doi.org/10.1080/15265161.2011.577510.

Battin M. P. (2008). Terminal sedation: pulling the sheet over our eyes. *The Hastings Center report*, *38*(5), 27–30. https://doi.org/10.1353/hcr.0.0057.

[105] https://en.wikipedia.org/wiki/Washington_Death_with_Dignity_Act, abgerufen am 21.05.2023.

während bei der aktiven Sterbehilfe beide Zeitpunkte zusammenfallen. Wie oben angeführt kann die Geschwindigkeit des Todeseintritts für Hinterbliebene (und Ärzte) jedoch durchaus einen Unterschied machen. Hierbei kann ein protrahiertes Sterben sowohl positiv, weil ähnlicher zum natürlichen Sterbeprozess, als auch negativ, weil anstrengend und als sinnlos empfunden, bewertet werden (van der Kallen et al., 2013).[106]

Wenn beide Maßnahmen für den Patienten, und um den sollte es gehen, in der Akutsituation dasselbe bedeuten, bleiben sie dennoch auch aus Patientensicht, sollte ein *advance care planning* stattfinden, informell im Austausch mit seinen Zugehörigen und den Ärzten oder in seinen Gedanken ganz für sich, unterschiedliche Maßnahmen.

Je nach Wertekonstellation wird es Menschen geben, denen es ein Anliegen ist, ihre Lebensgeschichte bis zum Schluss selbst zu schreiben, die sich die *Kontrolle* über ihr Leben und Sterben wünschen. Diese würden vermutlich eher zu einer Tötung auf Verlangen tendieren, um den Todeszeitpunkt selbst und genau bestimmen zu können und um eine Phase der kompletten Abhängigkeit von Ärzten und Zugehörigen in der letzten Phase ihres Lebens zu vermeiden. Hier schiene bei unerträglichem Leiden die aktive Sterbehilfe (oder ein ärztlich assistierter Suizid) eine den Wünschen des Patienten angemessene Maßnahme.

Auf der anderen Seite wird es Menschen geben, die ihr Leiden ertragen möchten, die ihren Verwandten einen an Suizid erinnernden Austritt aus dem Leben ersparen möchten, die ihr Los in die Hände von Medizinern legen möchten, die Erleichterung in dem Wissen finden, dass eine Sedierung als *ultima ratio* zur Verfügung stünde, und sich nach Maßstäben einer guten Palliativmedizin versorgen lassen möchten. Diese Patienten würden wahrscheinlich eine terminale Sedierung vorziehen, wenn diese notwendig werden sollte.

Das Bedürfnis nach Autonomie vs. das Vermögen Hilfe anzunehmen (Benefizienz des Arztes) wird m. E. zu unterschiedlichen Präferenzen der verschiedenen Maßnahmen am Lebensende bei Patienten führen (sh. auch Abb. 3.2).

Es bleibt damit die Frage, ob es Ärzten zusteht, unter der Berufung auf ihr *ärztlichen Ethos*[107] Patienten ihren Wunsch auf ein selbstbestimmtes Sterben vorzuenthalten, da die terminale Sedierung als Alternative zur Verfügung stünde.

---

[106] van der Kallen, H. T., Raijmakers, N. J., Rietjens, J. A., van der Male, A. A., Bueving, H. J., van Delden, J. J., & van der Heide, A. (2013). Opinions of the Dutch public on palliative sedation: a mixed-methods approach. *The British journal of general practice: the journal of the Royal College of General Practitioners, 63*(615), e676–e682. https://doi.org/10.3399/bjgp13X673685.

[107] Im Hippokratischen Eid heißt es hierzu: »Ich werde niemandem, auch nicht auf eine Bitte hin, ein tödliches Gift verabreichen oder auch nur dazu raten; auch werde ich nie einer Frau

Wenn man erneut über die Zeithorizonte (Abb. 3.1) und die aktuellen Leitlinien[108] nachdenkt, bürden wir mit diesem Ansatz unseren Patienten auf, in ihrem Leiden bis wenige Tage vor ihrem natürlichen Tod auszuharren und jede Form der Behandlung an ihnen auszuprobieren, bevor wir uns schließlich doch dazu gezwungen sehen im Angesicht des Leidens, das erst unerträglich geworden sein muss, zur letzten Maßnahme der terminalen Sedierung zu greifen. Auch diese bliebe in dem Kontext fragwürdig, da allein das protrahierte Sterben unter einer terminalen Sedierung nicht absichert, dass es nicht zu einer Lebensverkürzung, also sozusagen einer langsamen Tötung (*slow euthanasia*) kommt.[109]

Ärzte mit christlichem oder muslimischem Hintergrund mag es unter Berufung auf die ›Heiligkeit des Lebens‹ in ihrem Wertekontext nicht möglich sein, Tötungshandlung wie eine Tötung auf Verlangen oder auch in Kauf genommene Lebensverkürzungen bei der terminalen Sedierung mit ihrem Gewissen zu vereinbaren. In diesem Fall bliebe dennoch die Möglichkeit, an einen anderen Kollegen zu verweisen.[110]

Auch wenn ich die terminale Sedierung für eine eigenständige Maßnahme mit der Notwendigkeit einer eigenen ethischen Legitimierung, die über die Definition als medizinische Maßnahme hinausreicht, halte, liegen Tötung auf Verlangen und eine terminale Sedierung in ihrer akuten Auswirkung auf den Patienten eng beieinander, aus Sicht einer ›Heiligkeit des Lebens‹ Wertesystems sind sie eng verwandt. Mit Blick auf das ärztliche Ethos werfen sie ähnliche Probleme auf.

Aus Sicht des *Patienten*, der sich angesichts einer schweren Erkrankung mit dem nahenden Tod auseinandersetzen muss, unterscheiden sich eine Tötung auf Verlangen und der ärztlich-assistierte Suizid von einer terminalen Sedierung, je nachdem wie hoch im Wertgefüge des Patienten das eigene Autonomiebestreben im Verhältnis zu einem Sein-Leben-in-die-Hände-des-Arztes-Legens ist. Wenn Ärzte meinen, auf jegliches Leiden am Ende des Lebens eine Antwort zu haben

---

ein Abtreibungsmittel geben«. Der zweite Teil des Satzes wird in Deutschland tagtäglich durch die Fristenlösung (§ 218 StGB) unterlaufen.

[108] Laut EACP-Richtlinie soll eine terminale Sedierung nur wenige Stunden bis max. etwa zwei Tage vor dem erwarteten Todeseintritt eingesetzt werden, damit sie als sachgerecht anerkannt wird.

[109] Rady, M. Y., & Verheijde, J. L. (2010). Continuous deep sedation until death: palliation or physician-assisted death? *The American journal of hospice & palliative care*, *27*(3), 205–214. https://doi.org/10.1177/1049909109348868.

[110] Birnbacher D. Warum kein Anspruch auf Suizidassistenz? *Ethik Med* 34, 161–176 (2022). Hier geht es um den ärztlich assistierten Suizid, der Punkt der Überweisung an einen ärztlichen Kollegen ist derselbe, wenn es um die nicht mit dem Gewissen des Arztes zu vereinbarende Prozeduren geht.

und Suizide und die aktive Sterbehilfe verpönen, nehmen sie eine deutlich paternalistische Position gegenüber ihren Patienten ein und stülpen diesen ihr eigenes Wertgefüge über. Dies halte ich für nicht mehr zeitgemäß.

Zugleich müssen Ärzte, in ihrer eigenen Autonomie, die Möglichkeit behalten, bestimmte Prozeduren in der Sterbebegleitung abzulehnen. Um ihre Patienten nicht allein zu lassen, wäre dann das Involvieren eines Kollegen anzuraten, wenn keine Übereinstimmung der individuellen Wertkontexte zwischen Arzt und Patient zu erreichen ist.

Dass es richtig sein soll, eine Tötung auf Verlangen und den ärztlich assistierten Suizid aus moralischen Gründen abzulehnen und zugleich die terminale Sedierung als ›ethisch saubere Lösung‹ anzupreisen, ist meines Erachtens nur schwer mit klaren und eindeutigen Argumenten zu belegen.

3.3.3 Der ethische Status der terminalen Sedierung als eine Prozedur *sui generis* im Vergleich zur aktiven Sterbehilfe

Holm hinterfragt in einem Paper 2014, ob trotz zahlreicher Publikationen zur *physician assistance in dying* überhaupt ein Fortschritt erzielt worden sei.[111] Er beschreibt die beiden sich gegenüberstehenden Lager: die liberale Fraktion der Befürworter, deren Argumente für die Erlaubnis von ärztlich assistiertem Sterben sich auf die Minderung von unerträglichem Leiden, der Patientenautonomie und das Recht auf einen würdevollen Tod beziehen – und die konservative Fraktion, die an einem Verbot von ärztlich assistiertem Sterben festzuhalten empfiehlt, und argumentiert, dass Assistenz zum Sterben nicht mit dem ärztlichen Ethos vereinbar sei, auf die ›Heiligkeit‹ des Lebens verweist und vor der *slippery slope,* inklusive dem notwendigen Schutz von vulnerablen Gruppen, warnt. Seiner Einschätzung nach liegt ein Teil des Problems darin, dass viele Veröffentlichungen sich auf der *›borderline between academic analysis and social activism‹* befinden, dass Autoren, statt sauber zu argumentieren und so zu einer Einschätzung kommen, vielmehr nur versuchen, ihre vorgefertigte Einstellung argumentativ zu unterlegen – also letztlich nicht ergebnisoffen an die gestellten Fragen herantreten.

---

[111] Holm S. (2015). The debate about physician assistance in dying: 40 years of unrivalled progress in medical ethics? *Journal of medical ethics, 41*(1), 40–43. https://doi.org/10.1136/medethics-2014-102288.

Dies wiederum mag vielleicht gar nicht so sehr erstaunen, da der Umgang mit dem Tod den Wissenschaftler nicht nur theoretisch interessiert, sondern ihn letztlich immer auch selbst, als Menschen, der potentiell in die Notlage eines schwierigen Sterbeprozesses kommen kann, betrifft. Birnbacher sieht daher in der Beurteilung von Sterbehilfemaßnahmen die gesellschaftliche Perspektive als eine Schlüsselperspektive: es ist die Perspektive der ›potentiellen Patienten‹.[112] Der Tod und unser Sterben geht uns alle an.

Nach der Darstellung von Leitlinien und Gesetzen, der Beschreibung empirischer Daten zum Einsatz und von Ansichten und Meinungen aus Erhebungen, der Einordnung der terminalen Sedierung als eine eigenständige Prozedur, die nicht als Ersatz oder Schutzfront gegen den Einsatz von ärztlich assistiertem Sterben verwandt werden sollte, möchte ich mich in diesem letzten Kapitel des Hauptteils der Frage stellen, ob die Prozeduren der terminalen Sedierung bis zum Tod und die Tötung auf Verlangen mit dem Blick durch unterschiedliche ›ethische Brillen‹, hier meine ich Wertekonstellationen *(frameworks)*, als ethisch gleichwertig oder verschieden zu interpretieren sind. Hiermit erklären sich möglicherweise die tiefen, scheinbar unüberwindbaren Gräben zwischen den Befürwortern und Gegnern der aktiven Sterbehilfe (und damit die intensiven Versuche, die terminale Sedierung unter ethischen Aspekten hiervon abzugrenzen, wenn man denn glaubt, diese zu benötigen) und auch die Bedenken, die einige weiterhin gegenüber einer terminalen Sedierung haben.

Die Kernfrage bleibt: Ist die terminale Sedierung am Lebensende aus ethischen Überlegungen einer Tötung auf Verlangen vorzuziehen? Und damit auch: Kann man die tiefe, terminale Sedierung bis zum Lebensende erlauben, wenn die aktive Sterbehilfe (§ 216) verboten bleibt?

Ärztliches Ethos – Wohltun, Nicht Schaden

Viele Ärzte schwören bis heute beim Berufsantritt oder bei der Verbeamtung auf den Hippokratischen Eid: wir schwören darin, zum *Nutzen […] der Kranken, nach bestem Vermögen* (nach Beauchamps und Childress Prinzip Wohltun[113]) zu handeln und unsere Patienten zu *bewahren vor Schaden und willkürlichem Unrecht* (nach Beauchamp und Childress Prinzip Nicht-Schaden) sowie *ich werde niemandem, auch nicht auf seine Bitte hin, ein tödliches Gift verabreichen oder auch nur dazu raten* und *auch werde ich nie einer Frau ein Abtreibungsmittel geben.* Wie

[112] Birnbacher D. Terminale Sedierung, Sterbehilfe und kausale Rollen. Ethik Med 16, 358–368 (2004).

[113] Beauchamp TL, Childress JF. Principles of Biomedical Ethics. Oxford University Press, 8th edition, 2019.

schon weiter oben angemerkt wird der letzte Halbsatz in der heutigen Medizin in Deutschland regelmäßig legitim gebrochen, mit Verweis auf die Autonomie der schwangeren Frau.[114]

In der Berufsordnung der Hamburger Ärzte und Ärztinnen[115] heißt es im Gelöbnis zum einen *die Gesundheit und das Wohlergehen meiner Patientin oder meines Patienten werden mein oberstes Anliegen sein* und *ich werde die Autonomie und Würde meiner Patientin oder meines Patienten respektieren* (Prinzip Autonomie nach Beauchamp und Childress), aber auch *ich werde den höchsten Respekt vor menschlichem Leben wahren,* gefolgt von dem Gelöbnis, Patienten nicht zu diskriminieren aufgrund verschiedener Merkmale (Prinzip Gerechtigkeit). Hier sind also gleich im Gelöbnis alle vier medizinethischen Prinzipien nach Beauchamp und Childress ›versammelt‹ – die Schwierigkeit, die entstehen kann, wenn ein Patient sich Hilfe zum Sterben wünscht, kann nicht aufgelöst werden, wenn der Arzt einerseits die Autonomie seines Patienten achten soll und sich andererseits dem Leben verpflichtet fühlen soll.

Unter § 1 heißt es dann unter dem Titel *Aufgaben des Arztes: (1) Der Arzt dient der Gesundheit des einzelnen Menschen und der Bevölkerung* und *(2) Aufgabe des Arztes ist es, das Leben zu erhalten, die Gesundheit zu schützen und wiederherzustellen, Leiden zu lindern, Sterbenden Beistand zu leisten.* In § 16 hieß es unter dem Titel *Beistand für den Sterbenden: Der Arzt hat dem Sterbenden unter Wahrung seiner Würde und Achtung seines Willens beizustehen. Es ist ihm verboten, einen Patienten auf dessen Verlangen zu töten. Er darf keine Hilfe zur Selbsttötung leisten.* Auf dem 124. Ärztetag im Mai 2021 (nach dem Urteil des Bundesverfassungsgerichts zur Abschaffung des § 217) wurde mit deutlicher Mehrheit beschlossen, den letzten Satz aus der Musterberufsordnung zu streichen, da er verfassungsrechtlich nicht aufrechterhalten werden konnte.[116] In der Diskussion um die

---

[114] Im StGB § 218a *Straflosigkeit des Schwangerschaftsabbruchs* heißt es in Satz 2: *»Der mit Einwilligung der Schwangeren von einem Arzt vorgenommene Schwangerschaftsabbruch ist nicht rechtswidrig, wenn der Abbruch der Schwangerschaft unter Berücksichtigung der gegenwärtigen und zukünftigen Lebensverhältnisse der Schwangeren nach ärztlicher Erkenntnis angezeigt ist, um eine Gefahr für das Leben oder die Gefahr einer schwerwiegenden Beeinträchtigung des körperlichen oder seelischen Gesundheitszustands der Schwangeren abzuwenden, und die Gefahr nicht auf andere für die zumutbare Weise abgewendet werden kann«.* In den ersten zwölf Wochen ist im Rahmen der Fristenregelung ein Schwangerschaftsabbruch durch einen Arzt auf Wunsch der Schwangeren möglich, wenn diese eine Bescheinigung vorlegt, dass sie sich hat beraten lassen.

[115] Berufsordnung der Hamburger Ärzte und Ärztinnen vom 27.03.200 i. d. F. vom 17.12.2018 (in Kraft getreten am 01.09.2019).

[116] https://www.aerzteblatt.de/nachrichten/123539/Aerztetag-streicht-berufsrechtliches-Verbot-der-aerztlichen-Suizidbeihilfe, zuletzt abgerufen am 28.05.2023.

Streichung kamen unterschiedliche Haltungen zur Suizidassistenz durch Ärzte zum Vorschein: es wird auf die Lebensorientierung des ärztlichen Berufs verwiesen; es *gehöre nicht zu den Aufgaben der Ärzteschaft, Suizidhilfe zu leisten*; *Suizidassistenz dürfe nicht zur Normalität werden*. Es wird auf die Notwendigkeit einer intensivierten Suizidprävention verwiesen. Aber auch der *Arzt müsse als Ansprechpartner für Suizidwillige fungieren*; *als Angehöriger eines freien Berufs müsse jeder Arzt auf Basis des eigenen Gewissens denjenigen helfen können dürfen, welche für sich selbst eine Entscheidung getroffen haben* (Erik Bodendieck, Präsident der Sächsischen Landesärztekammer). Die Ambivalenz der Ärzteschaft wird schon aus diesen wenigen Sätzen zum assistierten Suizid deutlich.

Ärzte dürfen in Deutschland heute rechtlich Suizidhilfe leisten, während die Tötung auf Verlangen im § 216 verboten bleibt. Das erhebliche moralische Unbehagen bei Ärzten, sich zu einer Suizidbeihilfe zu bekennen wird in obiger Diskussion sichtbar. Noch klarer drückt sich Maio in seinem Artikel *Der assistierte Suizid und die Identität der Medizin*[117] aus, wenn er sagt, das Bundesverfassungsgericht habe mit seinem Urteil von 26.02.2020 *im Grunde die Ärzteschaft erpresst*. Er schreibt weiter *Der Tod jedoch ist kein Ziel der Medizin. Insofern kann der assistierte Suizid keine ärztliche Aufgabe sein.*

Auch die schweizerische Leitlinie der SAMW beschreibt, dass das berufsethische Selbstverständnis der Ärzte durch Patienten, die von Ärzten eine Beihilfe zum Suizid verlangen herausgefordert werde[118] durch den Wertekonflikt zwischen der Autonomie in der Ausübung ihres Berufs und der Verpflichtung auf Empathie gegenüber dem Patienten. Es heißt weiter, dass in Fachkreisen und der Öffentlichkeit kontrovers diskutiert werde, ob die Suizidassistenz mit berufsethischen Normen in Einklang zu bringen sei. Die Leitlinie löst den Konflikt folgendermaßen: *Aus diesem Grund muss jede behandelnde Person selbst entscheiden, ob für sie diese unterstützenden Handlungen [zum Suizid] mit den Zielen der Medizin vereinbar sind oder nicht. Sie kann jedoch in keinem Fall verpflichtet werden.* Letzteres besagt auch das Urteil des deutschen Bundesverfassungsgerichts.[119]

Eine Lösung des Konflikts zwischen Wohltun und Achtung der Autonomie des Patienten bei dessen Suizidwünschen könnte auf ärztlicher Seite darin bestehen, dem Einzelnen die Freiheit zuzugestehen auf Basis seines Gewissens zu entscheiden, ob

[117] Maio G. (2021). Der assistierte Suizid und die Identität der Medizin [Assisted Suicide and the Identity of Medicine]. *Deutsche medizinische Wochenschrift (1946)*, *146*(10), 638. https://doi.org/10.1055/a-1470-4033.

[118] SAMW Medizinethische Richtlinien. Umgang mit Sterben und Tod, unter 6.2 Kontrovers diskutierte Handlungen, S. 24.

[119] Leitsätze zum Urteil des Zweiten Senats vom 26. Februar 2020, Satz 6: Niemand kann verpflichtet werden, Suizidhilfe zu leisten.

er als Person (nicht so sehr als Arzt) bereit ist, Suizidhilfe zu leisten (Einzelfallentscheidung). Auch die SAMW-Leitlinie bestätigt das vielfach geäußerte Statement, dass Suizidhilfe keine medizinische Handlung sei[120], sie aber unter bestimmten Umständen medizinethisch vertretbar sein könne.

Dieser kurze Exkurs zu Haltungen zur Suizidbeihilfe in Deutschland und der Schweiz mag verdeutlichen, wie schwer es weiterhin für den einzelnen Arzt bleibt, sich ggf. zu einer aktiven Lebensverkürzung mittels einer terminalen Sedierung offiziell zu bekennen. Dies wird ein Grund sein, warum Ärzte aus Ländern, in denen die aktive Sterbehilfe verboten ist, sich redlich bemühen, eine terminale Sedierung möglichst klar von der aktiven Sterbehilfe abzugrenzen und darauf pochen, dass eine terminale Sedierung nicht zur Verkürzung des Sterbeprozesses eingesetzt werden darf.[121] Ärzte, denen es gesetzlich verboten ist, für eine Tötung auf Verlangen zur Verfügung zu stehen, werden eine terminale Sedierung immer mit der Intention der Symptomlinderung rechtfertigen (müssen). Interessant und u. U. bedenklich ist in diesem Rahmen der zunehmende Einsatz einer palliativen Sedierung am Lebensende in bis zu 25 % der Patienten. Dies entspricht meines Erachtens nicht mehr der Therapie einer *ultima ratio* im seltenen Einzelfall, sondern zeigt, dass Ärzte mehr und mehr aktiv in den Sterbeprozess ihrer Patienten eingreifen.

Die terminale Sedierung bei gleichzeitigem Verbot der aktiven Sterbehilfe als *die* Alternative der Wahl anzupreisen, beruhigt möglicherweise den Gewissenskonflikt, in den unfreie Ärzte (also die, die keine aktive Sterbehilfe leisten dürfen) kommen, wenn sie ihre Patienten unermesslich leiden sehen und von ihnen um Erleichterung durch Beschleunigung des Sterbens und / oder Minderung ihres Bewusstseins (=Beschleunigung des sozialen Tods) gebeten werden.[122]

---

[120] SAMW Medizinethische Richtlinien. Umgang mit Sterben und Tod, unter 6.2 Kontrovers diskutierte Handlungen, S. 25.

[121] Sh. auch EACP-Leitlinie, in der von einem *abusive use* gesprochen wird, wenn Ärzte eine terminale Sedierung mit dem Ziel eines schnelleren Todeseintritts einsetzen, in: Cherny, N. I., Radbruch, L., & Board of the European Association for Palliative Care (2009). European Association for Palliative Care (EAPC) recommended framework for the use of sedation in palliative care. *Palliative medicine*, *23*(7), 581–593. https://doi.org/10.1177/0269216309107024.

[122] LiPuma nennt dies *the devil's choice: To make the devil's choice is to be forced to choose between two actions, both of which are viewed with equal moral abhorrence. Here, the choices are to allow intractable suffering or to assist to suicide. Because neither is an acceptable alternative, CSD [continuous deep sedation] seems the way out. It eliminates suffering and avoids killing. That it does indeed avoid killing is what is being questioned here.* Aus: LiPuma S. H. (2013). Continuous sedation until death as physician-assisted suicide/euthanasia: a conceptual analysis. *The Journal of medicine and philosophy*, *38*(2), 190–204. https://doi.org/10.1093/jmp/jht005.

Der Konflikt im ärztlichen Ethos ist m. E. nur zu lösen, indem man eine aktive Sterbehilfe unter bestimmten (ggf. ja auch sehr engen) Bedingungen erlaubt. Dann könnte offen die Möglichkeit einer in Kauf genommenen Verkürzung des Lebens durch eine palliative Sedierung ausgesprochen werden, ohne die fragwürdigen Winkelzüge der Doktrin des Doppeleffekts und die gebetsmäßig wiederholte Intention (›ich möchte nur seine Symptome lindern, den Tod des Patienten nehme ich in Kauf, intendiere ihn aber nicht‹) nutzen zu müssen. Die Akzeptanz, dass ein Leben angesichts eines ausgeprägten Leidens bei einer lebenslimitierenden Erkrankung verkürzt werden *darf*, würde Arzt und Patient die Möglichkeit eröffnen, offen und wertfrei über die Vorstellungen des Patienten zu sprechen, wie er sterben möchte. Die aktuellen Regularien stellen das Berufsethos des Arztes mit dem Gebot ›der Arzt darf nicht töten‹ über die Not des Patienten und seine Autonomie.

In den meisten Ländern werden die Prozeduren einer ärztlichen Hilfe zum Suizid (VAE oder PAS) mit dem im ärztlichen Ethos verankerten Wert eines Berufs, der auf das Leben hin orientiert ist, ethisch nicht gutgeheißen. Im Falle der äußersten Not wird es dem Arzt dennoch ermöglicht, dem therapierefraktären Leiden ihres Patienten etwas entgegenzusetzen, ohne traditionelle Werte aufgeben zu müssen – die tiefe kontinuierliche Sedierung bis zum Tod unter Bemühung der wackeligen Argumentation des Doppeleffekts. Angesichts des zunehmenden Einsatzes dieser *ultima ratio* Prozedur bleibt die Frage, ob es angesichts der Möglichkeiten der modernen Medizin richtig ist, den Wert des Lebens als absolut zu setzen, oder ob hierdurch nicht viel Schaden verursacht werden kann. Das *slippery slope* Argument kann also nicht nur für die Erlaubnis der aktiven Sterbehilfe herangezogen werden, sondern könnte andersherum auch für das Festhalten an der unbedingten Lebensverlängerung herangezogen werden. Mit der Definition des Hirntodkriteriums (um ein Leben zu beenden und ggf. Organe zur Fremdspende zu gewinnen), der Teil-Legalisierung des Schwangerschaftsabbruchs und der Legalisierung des Suizids (Abschaffung des § 217), dem Recht auf Ablehnung einer (auch einer sinnvollen) medizinischen Behandlung bewegen sich Gesellschaft und Medizin weg von der Idee, dass der Wert des Lebens über allem steht. Der Autonomie des Betroffenen wird ein immer höherer Wert beigemessen. Wenn wir unsere Werte weiter in diese Richtung entwickeln, könnte eine ärztlich unterstützte Beendigung des Lebens ein weiterer Schritt sein, die Instrumente des CDSUD, ein Instrument der benefizienten Art, könnte ethisch gleichwertig zum ärztlich unterstützten Sterben, als eine Methode, bei der die Autonomie des Patienten mehr im Vordergrund steht, sein.

Heiligkeit des Lebens (sanctity of life)

Das Leben als Geschenk Gottes ist unantastbar, etwas, das wir annehmen und pflegen müssen und nicht wegwerfen dürfen, etwas Heiliges. Die Heiligkeit des

Lebens (*sanctity of life)* als Geschenk Gottes ist fest im Judentum, dem Islam und im Christentum verankert. Tiefgläubige Menschen können in ihrem Wertekontext eine aktive (nicht natürliche) Verkürzung des Lebens nicht tolerieren. Ein Suizid wird zum Gottes-verachtenden Akt. Bei einer ärztlichen Hilfe hierzu erhebt der Arzt sich unerlaubt gegen Gott, und spielt Gott-gleich mit dem Leben seines Patienten. Ärzte, die den Wert des Lebens für heilig halten, werden zurückhaltend in dem Einsatz einer terminalen Sedierung sein, wenn sie Gefahr läuft, *auch* das Leben des Patienten zu verkürzen (neben der Kontrolle der Symptome). Eine aktive Sterbehilfe können sie nicht befürworten. Viele Kritiker beider Prozeduren (der aktiven Sterbehilfe und der kontinuierlichen tiefen Sedierung bis zum Tod) berufen sich auf ihre Religion und / oder die Unantastbarkeit des Lebens. Wie tief verwurzelt die religiöse Prägung in vielen Kulturen ist, die sich eigentlich als offen bezeichnen, sind, zeigen die Veröffentlichungen der Gegner einer CDSUD. Sie argumentieren entweder, dass die CDSUD ein Analogon der aktiven Sterbehilfe sei, da das Auslöschen des Bewusstseins des Patienten seinen sozialen Tod bedeutet, oder dass das gleichzeitige Vorenthalten von Nahrung und Flüssigkeit zumindest das Risiko birgt, das Leben des Patienten zu verkürzen, oder dass Opioide und Sedativa an sich den Atemantrieb nähmen und darüber das Leben verkürzen müssen (auch wenn es ausreichend Daten gibt, die dagegen sprechen).

Nicht zu unterschätzen in den religiösen und kulturellen Kontexten ist die Prägung der *Patienten* und ihrer Familien, die ggf. den Ideen der Ärzte entgegenstehen können (und umgekehrt). So ist, meiner Erfahrung nach, ein häufiges Problem in der Versorgung schwerkranker Kinder aus muslimischen Familien, dass diese Kinder ›nicht gehen dürfen‹. Aus Sicht der Familien ist ein Abbruch der Therapie, was als passive Sterbehilfe in aussichtslosen Situationen erlaubt, ggf. sogar geboten, ist *(futility,* keine Therapie ohne Indikation), nicht vorstellbar und wird als Töten des Patienten durch die Ärzte empfunden. Hier kann es sinnvoll sein, einen Imam als religiöse Autorität einzubeziehen, um einen Konsens zu erzielen, der für beide Seiten tragbar ist.

Aber auch unter christlich geprägten Ärzten, Theologen und Philosophen gibt es große Bedenken, ob die Anwendung einer terminalen Sedierung ethisch vertretbar sei. 2018 ist eine ganze Serie an Artikeln in *Theoretical Medicine and Bioethics* publiziert worden, in denen nordamerikanische christliche Ethiker, Theologen und Ärzte geschlossen gegen einen assistierten Suizid oder die aktive Sterbehilfe klar Position beziehen, und auch den Einsatz der kontinuierlichen tiefen Sedierung bis zum Tod in Frage stellen.

Douglas Farrow, ein kanadischer Professor für Theologie und Ethik (Mc Gill University), wettert in seinem Artikel *Reckoning with the last enemy*[123] gegen die in seinem Land seit 2016 erlaubten Formen der Sterbehilfe (PAS und VAE) *(medicine can somehow be amoral without becoming immoral [...] what leads to so-called medical aid in dying (MAiD) – a cleverly crafted euphemism [...] for state-assisted suicide and indeed state-sponsored killing)*. In diesem tiefreligiös gefärbten Aufsatz wird das Leiden als menschliche Aufgabe dargestellt, die als Prüfung anzunehmen sei. Das Leiden sei nicht der Feind des Menschen, sondern allein der Tod. Die Medizin behandle den Körper, die Seele habe sich der religiösen Disziplin unterzuordnen. Schmerzen seien auszuhalten. Das Ausschalten des Bewusstseins mache es der Seele unmöglich, der notwendigen Disziplin zu nachzukommen. Körperlichen Schmerz mit einer Sedierung zu behandeln könne nur in einem seltenen Ausnahmefall moralisch sein: wenn die Schmerzen die Seele und das Denken derartig beeinträchtigen, dass der Patient nicht mehr seiner Pflicht nachkommen kann, wenn es also nichts mehr zu verlieren gibt, kann eine Sedierung angewandt werden, aber nie mit dem Ziel das Bewusstsein für immer auszuschalten (es sei denn die Umstände lassen nichts anderes zu) oder das Leben zu verkürzen. Farrow bedient sich der Doktrin des Doppeleffekts und verweist auf die Notwendigkeit der richtigen Intention für die Maßnahme. Dem Patienten, dessen Seele nicht komplett von Schmerzen überwältigt ist, steht keine Sedierung zu, auch wenn er danach fragt. Die Patientenautonomie sei nicht absolut und dürfe nicht über der Fürsorge stehen. Leiden auszuhalten, im Sinne eines Märtyrertums sei gut. In dem Aufsatz klingen in übersteigerter Form, überlagert von christlich religiösen Zitaten und Formulieren, all die Argumente durch, die typischerweise gegen die aktive Sterbehilfe und den (ärztlich) assistierten Suizid genutzt werden. Er mag als Beleg dafür dienen, wie tief die christlichen Ideen des Märtyrertums und Leiden-Sollens auch in weltlich scheinenden Argumentationen mitschwingen.

Wer sich der Heiligkeit des Lebens verpflichtet fühlt, muss in der Konsequenz den Suizid ächten, wird weder dem ärztlich assistierten Suizid noch der aktiven Sterbehilfe zustimmen können. In diesem Wertkontext kann eine kontinuierliche Sedierung bis zum Tod nur in sehr vereinzelten Ausnahmefällen vorstellbar sein. Sie kann nur indiziert sein, wenn das Bewusstsein vom Schmerz komplett eingenommen ist, als wirkliche *ultima ratio*. Der in der Palliativmedizin heute relativ gebräuchliche Einsatz einer CDSUD in den letzten Stunden oder Tagen des Sterbens ist mit dem genannten Wertkontext nicht zu vereinbaren. Die Ähnlichkeit

[123] Farrow D. (2018). Reckoning with the last enemy. *Theoretical medicine and bioethics*, *39*(3), 181–195. https://doi.org/10.1007/s11017-018-9437-0.

der CDSUD, die einen sozialen Tod durch Interaktionsunfähigkeit und Ausschaltung des Bewusstseins bringt, und die schnellere Form der aktiven Sterbehilfe sind gleichermaßen ethisch fragwürdig, abgesehen vom obengenannten seltenen Ausnahmefall. Der in der heutigen Art typische und relativ gebräuchliche Einsatz einer CDSUD kommt einer langsamen Form der aktiven Sterbehilfe gleich, im Großen und Ganzen unabhängig von vorgegebenen Intentionen, da beide Maßnahmen den (sozialen) Tod des Patienten beschleunigen.

Singer – Quality of Life

In seinem 1994 publizierten Buch *Rethinkung Life & Death* rechnet Peter Singer mit der Ethik der Heiligkeit des Lebens ab.[124] Er hält das Festhalten an einem absoluten, intrinsischen Wert des Lebens an sich für ethisch nicht mehr tragbar und letztlich verlogen. Sein Buch schildert eine Reihe damals auch in der Laienpresse bekannt gewordener Lebens- und Sterbensgeschichten verschiedener Menschen, denen z. B. das Sterben trotz Bestehen eines anhaltenden vegetativen Zustands *(persistent vegetative state)* staatlich verboten wurde (Bsp.: Nancy Cruzan[125]). Es werden zahlreiche eindrückliche Fälle geschildert, anencephale Neugeborene, Schwangerschaften bei Frauen, die hirntot sind (Bsp.: Das Erlanger Baby), Indikationen zur Beendigung einer Schwangerschaft bei fetaler Fehlbildung oder Behinderung.

---

[124] Peter Singer. Rethinking Life& Death. Oxford University Press Paperback 1995.

[125] Nancy Cruzan befand sich acht Jahre lang nach einem Autounfall im Alter von 25 Jahren in einem anhaltend vegetativen Zustand. Die Eltern kämpften für das Entfernen ihrer Magensonde, da sie meinten, dass das Verharren in diesem Zustand nicht dem mutmaßlichen Willen ihrer Tochter entsprochen hätte. Das Anliegen wurde in erster Instanz gerichtlich abgelehnt, mit der Begründung, dass es im Interesse des Staates läge, Leben zu erhalten (sanctitiy of life ethic). Die Eltern legten vor dem *Supreme Court* Revision an unter der Ansicht, dass ihre Tochter ein Recht darauf habe zu sterben. Die Eltern bekamen schließlich Recht vor dem lokalen Gericht, nachdem Freunde von Nancy angaben, sie habe vor ihrem Unfall immer wieder geäußert, sie würde auf keinen Fall so leben wollen. Nancy starb acht Jahre nach dem Unfall durch Verhungern. Die Inschrift auf ihrem Grabstein wird in dem Buch zitiert:

> *Nancy Beth Cruzan,*
>
> *most loved, daughter-sister-aunt,*
>
> *born July 20, 1957.*
>
> *departed Jan 11, 1983.*
>
> *at Peace Dec 26, 1990.*

Peter Singer, Rethinking Life & Death, S. 62.

Anhand dieser Fälle schildert Singer, dass, während viele weiterhin die Heiligkeit des Lebens proklamieren, tatsächlich in der Medizin Entscheidungen gefällt werden, die verschiedene Formen des menschlichen Lebens (z. B. vor der Geburt oder bei Persistenz im vegetativen Zustand) unterschiedlich bewerten. Wir zeigen also in unseren Handlungen, dass wir die Lebensqualität nicht absolut durch das Leben an sich setzen, sondern diese graduieren. Dies ermöglicht Entscheidungen gegen ein (Weiter)Leben. Die Beendigung eines Lebens scheint in bestimmten Situationen humaner zu sein als die zwanghafte, staatlich verordnete Fortführung desselben.

In diesem Buch gibt es auch ein Kapitel unter dem Titel *Asking for Death*. Singer leitet das Kapitel mit dem Hippokratischen Eid ein: *I will neither give a deadly drug to anybody if asked for it, nor will I make a suggestion to this effect.*[126] Es werden verschiedene Menschen vorgestellt, die bei vollem Bewusstsein angesichts einer schweren Erkrankung einen klaren und dauerhaften Todeswunsch entwickeln. Sie kämpfen dafür vor Gericht, als Beispiel wird eine ALS Patientin aus Canada vorgestellt, die ihr Recht auf einen Suizid geltend machen will, obwohl sie selbst dazu körperlich nicht mehr in der Lage ist. Es wird ihr damals verwehrt (Rodriguez, 1993[127]), sich beim Sterben helfen zu lassen. Offenbar hat sich ein Arzt unter der Hand ihrer erbarmt und ihr einige Monate später nach den erfolglosen Gerichtsverfahren das Sterben zu Hause ermöglicht. Er beschreibt die verzweifelte Situation von Lillian Boyes[128] (1991), die aufgrund einer rheumatoiden Arthritis schwer körperlich eingeschränkt ist, unter fürchterlichsten Schmerzen leidet und den Tod wünscht. Ihr Leiden ist so unerträglich, dass ihr Arzt zum Kaliumchlorid greift, es ihr injiziert und ihren Tod damit herbeiführt. Das Brisante an dem Fall ist, dass ihr Arzt sein Handeln in der Krankenakte ehrlich dokumentiert und schließlich verklagt wird. Frau Boyes würden Ärzte heute sicherlich mit einer tiefen, kontinuierlichen Sedierung bis zum Tod helfen. Bleibt die Frage, warum die langsame Steigerung der Medikamente bis zum Tod ethisch anders zu bewerten ist als die Injektion einer letalen Substanz. Singer beschreibt im Gegensatz dazu einen Euthanasie-Fall aus den Niederlanden (Carla, 1988, auch in den Niederlanden gab es damals noch kein Sterbehilfegesetz)[129], in dem eine Frau mit einem Krebsleiden in palliativer Situation in Anwesenheit ihrer Söhne, ihres Ehemanns, zweier Schwestern und des Priesters eine Injektion von ihrem Hausarzt erhielt, durch die sie nach wenigen Minuten starb. Er beschreibt, dass Carla nicht durch eine langsam gesteigerte Dosis des Opiats habe sterben wollen, das sie für eine ungewisse Zeit

[126] Peter Singer, Rethinking Life & Death, S. 132.

[127] Ibid, S. 138.

[128] Ibid, S. 139–140.

[129] Ibid, S. 141.

in einem Zustand der Bewusstlosigkeit verbracht hätte, bevor sie gestorben wäre (terminale Sedierung). *She preferred to die at a time of her own choosing, with her family around her. For most people who are very ill, the desire for control over death is best satisfied with the assistance of a medical practioner [...] Carla's death seems clearly better than the others. [...] There was no need to fear failure.*[130]

In diesen Zeilen klingt heraus, dass Singer eine Tötung auf Verlangen ethisch mindestens mit einer terminalen Sedierung bis zum Tod gleichsetzt, sie mit Berücksichtigung auf die Patientenautonomie, wenn vom Patienten so gewünscht, sogar für angemessener hält als das Instrument der CDSUD.

Autonomie

Im Kontext von Sterbehilfeverfahren und dem Umgang mit dem Suizid muss die Frage erlaubt sein, ob die aktive, selbstbestimmte Verkürzung des Lebens moralisch verwerflich ist. Das deutsche Bundesverfassungsgericht hat in seinem Urteil vom 26.02.2020 zum § 217 von dieser Ansicht Abstand genommen, indem es bestimmt hat, dass das allgemeine Persönlichkeitsrecht auch das *Recht auf selbstbestimmtes Sterben* als *Ausdruck persönlicher Autonomie* umfasst[131] und dass die Gesellschaft und der Staat die *Entscheidung des Einzelnen, seinem Verständnis von Lebensqualität und Sinnhaftigkeit der eigenen Existenz ein Ende zu setzen im Ausgangspunkt als Akt autonomer Selbstbestimmung [...]zu respektieren* haben.[132]

Die terminale Sedierung kann *mit Blick auf die Autonomie des Patienten* nur die zweitbeste Alternative sein, wenn dieser sich ein wirklich selbstbestimmtes Sterben wünscht und möglicherweise keinen (assistierten) Suizid mehr durchführen kann oder will. Die terminale Sedierung als ›Ersatz‹ bei einem Wunsch nach einem verfrühten Tod angesichts vorhandenen und befürchteten Leidens bedeutet nach den aktuellen Regularien auch, dass diese erst eingesetzt werden darf, wenn vorher alle anderen Maßnahmen ausgeschöpft sind und das Leiden therapierefraktär (aus Sicht des Arztes) und unerträglich (aus Sicht des Patienten) ist. Sterbende müssen (sollte dies denn ihr Schicksal durch die zugrunde liegende Erkrankung sein) zunächst unerträglich leiden, bevor der Arzt sie endlich von ihrem Leiden mittels einer terminalen Sedierung ›erlösen‹ kann. Den Zeitpunkt des frühestmöglichen Einsatzes bestimmt der Arzt (und darf laut den aktuellen Leitlinien nur wenige Stunden bis Tage vor dem erwarteten Tod liegen), im Falle eines ärztlich assistierten Suizids oder einer Tötung auf Verlangen bestimmt der Patient selbst seinen Todeszeitpunkt.

---

[130] Peter Singer, Rethinking Life & Death, S. 148.

[131] Leitsatz 1a aus dem genannten Urteil.

[132] Ibid, Leitsatz 1b.

Aus Sicht des Patienten erlischt zwar mit dem Beginn einer geplant tiefen, kontinuierlichen Sedierung bis zum Tod sein Bewusstsein, und es mag im Moment des Aktes (i. v. Bolus mit Tötungsabsicht vs. tiefe Sedierung) für ihn keinen Unterschied mehr machen, ob er tief sediert wird und unter Sedierung stirbt oder ob er durch eine Bolusgabe innerhalb von Minuten stirbt. Das Ergebnis ist gleich, der Patient stirbt unter der CDSUD nur sozusagen zweitzeitig (konsequentialistische Perspektive).

In der Planungsphase macht es jedoch aus Sicht der Patientenautonomie einen Unterschied, ob er die *Wahl* hat, zu entscheiden, wie er sterben möchte, natürlich und möglichst wach, mit einer terminalen Sedierung, durch einen ärztlich assistierten Suizid oder mittels aktiver Sterbehilfe. In den Niederlanden wird von den Patienten interessanterweise deutlich häufiger die aktive Sterbehilfe gewählt als ein ärztlich assistierter Suizid (ca. 10:1)[133] Hieraus darf geschlussfolgert werden, dass bei schwer kranken Patienten der Wunsch nach Autonomie zum Teil zurücksteht hinter dem Wunsch, sich helfen zu lassen. Den Tod in die Hände des Arztes zu legen, dies erfolgt sowohl bei einer terminalen Sedierung als auch bei einer Tötung auf Verlangen. Wenn wir die Anwendung einer terminalen Sedierung bei therapierefraktären Symptomen am Lebensende befürworten, ist aus Sicht des Patienten kaum erklärlich zu machen, warum es dem Arzt verboten sein soll, ihn zu Tode zu spritzen. Das Ethos des Arztes als Grund dafür anzugeben, die TS zu erlauben, die VAE aber zu verbieten, heißt dieses Ethos über die Freiheit des Patienten zu stellen, seine Art des Sterbens zu wählen.

In Ländern, in denen die aktive Sterbehilfe erlaubt ist, zeigt sich dennoch weiterhin die terminale Sedierung in der Anwendung. Entscheidungen von Patienten gegen eine aktive Sterbehilfe können begründet sein, in der Angst als Suizident erinnert zu werden resp. der Familie kein Suizid-ähnliches Szenario zumuten zu wollen; sich einen langsamen, medikamentös gesteuerten Sterbeprozess zu wünschen, der mehr an einen natürlichen Tod erinnert oder auch darin, den behandelnden Arzt davor zu schützen, einen Tod durch einen i. v. Bolus akut zu verursachen.

Aus Sicht des Patienten unterscheiden sich die terminale Sedierung und die aktive Sterbehilfe in der Entscheidungsphase, sie bieten unterschiedliche Modelle des gestalteten Sterbens an. Keine der Prozeduren ist der anderen aus Sicht des Patienten als ethisch überlegen einzustufen.

Dennoch gibt es in der Arzt-Patient-Interaktion in dem Arzt den zweiten Handlungspartner, der auch ein Recht auf seine Autonomie hat und sich nicht vom Patienten total instrumentalisieren lassen möchte (oder sollte) als dessen ›Tötungsmaschine‹. Auch dem Arzt steht im Prozess des *shared decision making* ein Mitentscheidungsrecht zu. Im Gespräch mit einem sterbenden oder schwerkranken

---

[133] https://fowid.de/meldung/sterbehilfe-niederlande-2011-2021, abgerufen am 19.05.2023.

Patienten ist es seine Aufgabe über aktuelle und mögliche aufkommende Symptome durch die Erkrankung zu informieren und mit dem Patienten zu besprechen, welche Behandlungsmöglichkeiten es gibt. Laut heutigem deutschen Recht und den ärztlichen Leitlinien darf eine terminale Sedierung angeboten werden, wenn die Symptomlast kurz vor dem Tod sehr hoch und nicht mit anderen Mitteln zu beherrschen ist.[134] Die aktuellen Leitlinien sehen die Indikation für eine CDSUD sehr eng, so dass bei sorgfältiger Anwendung derselben kaum zu verstehen ist, dass bis zu 25 % der Patienten einer Palliativstation eine Sedierung erhalten. Zugegebenermaßen gibt es in der Literatur die Schwierigkeit der Definition der unterschiedlichen Formen der Sedierung bezüglich Zeitlichkeit (kontinuierlich und intermittierend) und ihrer Tiefe (mild: Bewusstsein noch teilerhalten, tief: Bewusstsein erloschen). Daten zeigen, dass die Anwendung einer CDSUD immer wieder nicht ausführlich mit den Patienten vorab besprochen wurde (im Sinne eines *advance care planning*) und Ärzte schließlich angesichts einer unerträglich hohen Symptomlast allein entscheiden, dass eine terminale Sedierung indiziert ist, und diese beginnen. Dies ist ein Verhalten, das für plötzliche und unerwartete Notfallsituationen reserviert bleiben sollte, und bei absehbaren Situationen ohne die Patienteneinwilligung m. E. zu paternalistisch in unserem heutigen Wertgefüge ist. Dies soll nicht heißen, dass eine terminale Sedierung nicht eingesetzt werden sollte, vielmehr sollten Ärzte dazu aufgefordert werden, mit ihren Patienten deren Sterben und die möglichen Komplikationen durch die Krankheit auf dem Weg dahin offen zu thematisieren, um den Weg gemeinsam vorzubereiten. Bezüglich der autonomen, gemeinsamen Entscheidung von Arzt und Patient gibt es meiner Ansicht nach keinen haltbaren ethischen Grund eine terminale Sedierung zu erlauben, die aktive Sterbehilfe aber nicht einmal diskutieren zu dürfen. Dies schmälert die Autonomie des Arztes, der seinem Patienten in dessen Leid beistehen möchte. Unter Erlaubnis der aktiven Sterbehilfe läge es in der Freiheit des Arztes mit dem Patienten im Gespräch zu entscheiden, welcher Weg der für ihn (den Patienten) individuell richtige ist. Der Arzt muss natürlich das Recht behalten, eine Prozedur nicht durchzuführen, weil er selbst die Indikation nicht sieht.

Den ethisch fragwürdigen Einsatz der beiden Prozeduren kann man nur erfassen, wenn die Anwendung der Prozeduren offen dargelegt wird und die Daten zur Häufigkeit des Einsatzes ehrlich erhoben werden. Solange die aktive Sterbehilfe in Deutschland verboten bliebt, werden Ärzte alles daransetzen, ihre terminale Sedierung so einzusetzen, dass sie diesseits dieser so schwer auszumachenden

[134] Cherny, N. I., Radbruch, L., & Board of the European Association for Palliative Care (2009). European Association for Palliative Care (EAPC) recommended framework for the use of sedation in palliative care. *Palliative medicine*, *23*(7), 581–593. https://doi.org/10.1177/0269216309107024.

Linie der Grenzüberschreitung zur aktiven Sterbehilfe liegt. Das mag in Einzelfällen heißen, dass Patienten ein Unmaß an Leiden ertragen müssen, bevor ein Arzt sich sicher fühlt, eine CDSUD einzusetzen und es mag zu einer schlechteren Versorgungsqualität im Sterben führen.

Intention

Der Verweis auf die *ärztliche Intention* ist ein vielgenutztes Schwert, wenn die terminale Sedierung von einer Tötung auf Verlangen ethisch abgesetzt werden soll.[135]

Die Linie, die der Arzt nicht überschreiten darf, damit er ethisch richtig handelt, ist folgende: Er darf seinen Patienten, der unerträglich leidet, tief und kontinuierlich, auch bis zu dessen Tod, sedieren, wenn er diesen Tod nicht intendiert, ihn nur als Nebeneffekt in Kauf nimmt (Doktrin des Doppeleffekts, s. o.). Die Indikation für den Einsatz einer CDSUD sind therapierefraktäre Symptome am Ende des Lebens. Die Intention des Arztes ist Linderung dieser Symptome mit der Auslöschung des Bewusstseins des Patienten als *ultima ratio,* wenn alle anderen Therapieformen ausgeschöpft sind. So sagen es unsere Leitlinien. So wird es in den Patientenakten dokumentiert, um die terminale Sedierung von einer aktiven Sterbehilfe abzugrenzen. Nun haben Intentionen häufig viele Facetten wie Quill in seinem Artikel *The ambiguity of clinical intentions* sehr klar an einer selbst betreuten Patientin ausführt.[136] Fragen wir die Praktiker, die am Bett ihrer Patienten stehen, wenn diese vor Schmerzen stöhnen und sich in ihrem Sterben unendlich quälen, sind wir Ärzte nicht ebenso wie die Verwandten erleichtert, wenn es endlich vorbei ist? Ist es wirklich unser Ziel, unsere Patienten den Becher ihres Leidens bis auf den letzten Tropfen leeren zu lassen (wenn dieser es nicht möchte)? Die Beteuerungen, man habe nur die unerträglichen Symptome lindern wollen, erleichtern unser Gewissen, machen uns rechtlich nicht angreifbar, sind aber sicher immer wieder nur Lippenbekenntnisse. Wer kann schon sagen, was im Inneren des Arztes vorgeht, wenn er eine terminale Sedierung beginnt?

Ärzte mögen sich neben der Berufung auf ihr Berufsethos und ggf. ihrer Religion auch weigern, eine aktive Sterbehilfe zu leisten, unter einem deontologischen Ansatz. *Wenn das jeder täte* – der kategorische Imperativ, dem gerade wir Deutschen uns so verpflichtet fühlen, eine großartige Regel, um die Moralität einer Prozedur zu bestimmen. Denken wir den Satz einmal zu Ende – *wenn Ärzte ihre Patienten*

---

[135] Beispielhaft: Materstvedt L. J. (2012). Intention, procedure, outcome and personhood in palliative sedation and euthanasia. *BMJ supportive & palliative care*, *2*(1), 9–11 https://doi.org/10.1136/bmjspcare-2011-000040.

[136] Quill T. E. (1993). The ambiguity of clinical intentions. *The New England journal of medicine*, *329*(14), 1039–1040. https://doi.org/10.1056/NEJM199309303291414.

töten dürfen – wo kommen wir hin? Sofort fallen einem die Naziverbrechen ein, sofort tauchen Argumente der schiefen Ebene auf. Nur gibt es keinen Beleg, dass in Ländern mit Erlaubnis der aktiven Sterbehilfe die Lebenserwartung sinkt durch willentliche Verkürzung des Lebens durch Ärzte. Wir brauchen Sicherheitsmechanismen, die Gesellschaft, die Politik und der Gesetzgeber muss vorgeben, *unter welchen Bedingungen* ein Arzt seinen Patienten töten darf. Formulieren wir den Satz anders – *wenn Ärzte ihren Patienten im, auf ihren Wunsch auch zum, Sterben helfen dürfen* – unter dieser Formulierung würden wir unter dem Gebot des Wohltuns (immer unter Achtung des Wunschs des Patienten) vielleicht doch diesen Ansatz als allgemeine Maxime des ärztlichen Verhaltens ertragen können.

Die *Intention des Patienten* auf der anderen Seite sollte auch gesehen werden, wird aber in der Literatur kaum diskutiert. Wenn der Einsatz der CDSUD, was mehr als wünschenswert ist, vom Patienten konsentiert oder gefordert wird – was intendiert er? Er möchte von der Qual seiner Symptome befreit werden. Die Symptome haben für ihn ein so unerträgliches Ausmaß erreicht, dass er der Ausschaltung seines Bewusstseins, der Möglichkeit jeder Interaktion mit der Außenwelt *auf immer* zustimmt. Er bereitet sich auf den Abschied aus dieser Welt vor, auf sein Sterben. Er intendiert die Erlösung von seinem Leid und zugleich (als letzten Ausweg) seinen Tod. Hierbei ist es für den Patienten gleichwertig, ob er sofort stirbt durch die Handlung des Arztes oder protrahiert innerhalb weniger Stunden und Tage. Er nimmt es nicht mehr wahr. Möglicherweise mag es einzelne Patienten geben, die sich eher eine terminale Sedierung wünschen und eine aktive Sterbehilfe in ihrer Absolutheit ablehnen, in einer nicht zu erstickenden Hoffnung, doch wieder gesund oder zumindest gebessert erwachen zu können. Ein ähnliches Maß an Verleugnung wie bei dem Arzt, der angibt, nur die Symptome lindern zu wollen, aber ein nicht zu verbietendes Motiv. Wer möchte einem Sterbenden diese letzte Hoffnung nehmen?

Gerechtigkeit

Wir haben gesehen, dass eine terminale Sedierung und die aktive Sterbehilfe Verfahren sind, die sich in ihrer Zeitlichkeit, meist in der ärztlichen Intention und in Bezug auf die Patientenautonomie unterscheiden. Die beiden Prozeduren sind nicht austauschbar, so dass das Argument, man brauche die aktive Sterbehilfe nicht, weil man zur Not ja den Patienten sedieren könnte, als zu paternalistisch abzulehnen ist.

Neben der terminalen Sedierung, die in unseren Gesetzen nicht behandelt wird, aber in den ärztlichen Leitlinien unter bestimmten Voraussetzungen als ›normale, medizinische Behandlungsmaßnahme‹ erlaubt ist, hat das Bundesverfassungsgericht mit dem Rückzug aus dem § 217 erneut bekräftigt, dass Menschen in Deutschland ein Recht auf ein selbstbestimmtes Sterben haben. Wir dürfen in Deutschland also unser Sterben gestalten. Der Suizid ist keine geächtete Handlung.

Ärzte dürfen Patienten sterben lassen, weil diese die Behandlung aktuell ablehnen (Bsp.: Ablehnung einer Chemotherapie) oder dies vorausverfügt haben (Bsp.: keine Antibiotikagabe bei einer Pneumonie bei schwerer Demenz bei entsprechender Patientenverfügung). Sie müssen Therapien beenden, die kein Behandlungsziel mehr verfolgen (*futility*, Bsp. Beendigung einer Beatmung beim hirntoten Patienten oder im nicht mehr lösbaren Multiorganversagen). Ärzte dürfen die Verkürzung eines Lebens in Kauf nehmen, z. B. beim Einsatz von hochdosierten Opiaten zur Schmerztherapie (obwohl diese Lebensverkürzung nicht belegt ist). Letztlich riskieren Ärzte die Verkürzung des Lebens ihrer Patienten tagtäglich beim Einsatz von Hochrisikotherapien wie sehr großen Operation oder einer Knochenmarktransplantation. Ärzte dürfen Menschen mit Medikamenten versorgen, mit denen diese sich selbst umbringen können, auch ohne Vorliegen einer schweren Erkrankung – das ist die Besonderheit des Urteils unseres Bundesverfassungsgerichts. Es geht damit in der Bestimmung der Autonomie, sich töten zu dürfen *unabhängig* vom Vorliegen eines unerträglichen Leidens oder einer Notstandslage weit über die Gesetzgebung in den Niederlanden hinaus.

Dennoch bleibt das Tötungsverbot, auch in Bezug auf eine Tötung auf Verlangen, komplett bestehen. Mit Blick auf die Gerechtigkeit der *Möglichkeit sich das Leben zu nehmen,* ist die aktuelle Regelung nicht haltbar, z. B. für Patienten, die bei vollem Bewusstsein körperlich nicht in der Lage sind, sich selbst umzubringen (Bsp.: amyotrophe Lateralsklerose[137]). Nach einem Urteil des 6. Senats des BGH vom 28.06.2022 steht zu erwarten, dass zum § 216 Ausnahmeregelungen kommen werden, um solchen Menschen eine unverhältnismäßige Einschränkung ihrer Autonomie nicht zuzumuten.

In diesem Urteil vom 28.06.2022 zur Abgrenzung eines assistierten Suizids von einer Tötung auf Verlangen (BGH, 6 StR 68/21) spricht der BGH eine Frau, die ihrem Mann auf dessen Verlangen bei Todeswunsch Insulin gespritzt hat, um abzusichern, dass die tödliche Dosis von Schlaf- und Schmerzmedikamenten, die er selbst zuvor eingenommen hatte, wirklich zu seinem Tod führt, frei, nachdem ein Landgericht Stendal[138] sie der Tötung auf Verlangen beschuldigt hatte und zu einer Freiheitsstrafe von einem Jahr auf Bewährung verurteilt hatte.[139] Der Mann war aufgrund einer Arthritis nicht in der Lage, sich das Insulin selbst zu spritzen. In dem

---

[137] Salzmann, L., Alt-Epping, B., & Simon, A. (2022). Palliative sedation in amyotrophic lateral sclerosis: results of a nationwide survey among neurologists and palliative care practitioners in Germany. *BMC neurology*, *22*(1), 161. https://doi.org/10.1186/s12883-022-02681-7.

[138] Landgericht Stendal, 10.11.2020 – 501 KLs 6/20 301 Js 12706/19.

[139] Bundesgerichtshof Beschluss vom 28. Juni 2022 in der Strafsache wegen Tötung auf Verlangen. 6 StR 68/21.

Urteil wird in Satz 23 geäußert, dass auch der § 216 Abs. 1 *»einer verfassungskonformen Auslegung bedarf, wonach jedenfalls diejenigen Fälle vom Anwendungsbereich der Norm ausgenommen werden, in denen es einer sterbewilligen Person faktisch unmöglich ist, ihre frei von Willensmängeln getroffene Entscheidung selbst umzusetzen, aus dem Leben zu scheiden, sie vielmehr darauf angewiesen ist, dass eine andere Person die unmittelbar zum Tode führende Handlung ausführt«*. Das Urteil scheint somit in Richtung auf eine weitere Liberalisierung auch der aktiven Sterbehilfe in Deutschland abzuzielen.

Unter Gerechtigkeitsaspekten scheint es auf der anderen Seite wichtig, Regularien zu schaffen, wann eine Tötung auf Verlangen indiziert sein kann, auch wenn sich Juristen sich genau hiermit auch im Kontext des § 217 schwertun, weil der Suizid so zu einer ›normalen Handlungsoption‹ würde. Die Abgrenzung von assistiertem Sterben bei schwerer Erkrankung zu anderen Tötungsdelikten muss klar gewahrt bleiben. Es gilt zudem vulnerable Gruppen zu schützen. Die autonome Entscheidung des Patienten, sein Leben und Sterben zu gestalten, muss über finanziellen Überlegungen von Kostenträgern und frei von der Diskriminierung behinderter Menschen bleiben. Die Gesellschaft bleibt dazu aufgefordert, sich um Menschen mit besonderen Einschränkungen besonders zu kümmern und alles dafür zu tun, dass sie ihr Leben möglichst gut und selbstbestimmt gestalten können. Durch das Vorhandensein eines öffentlichen Gesundheitssystems in Deutschland müssen Menschen über ihr Leben und ggf. einen verfrühten Tod zumindest nicht nachdenken, weil sie ihrer Familie keine finanzielle Last durch hohe Gesundheitskosten sein wollen.

Unter Gerechtigkeitsaspekten ist das Verbot der aktiven Sterbehilfe unter Erlaubnis des ärztlich assistierten Suizids und der terminalen Sedierung nicht in jedem Einzelfall zu halten.

Alexandre Baril kritisiert in einem Text, der 2017 kurz nach Erlass der Bill C-14 in Canada (Legalisierung des ärztlich-assistierten Suizids und der aktiven Sterbehilfe) erschienen ist[140], das Gesetz als *double ableist,* da es Kranken und Behinderten den Zugang zur legalen Sterbehilfe ermöglicht, während es suizidalen Menschen denselben verweigert. Es würden durch das Gesetz zwei Gruppen von Menschen unterschieden, von denen nur eine einen legalen Zugang zum assistierten Suizid erhält, u. a., so argumentiert Baril, weil diese schwerkranken Menschen ohnehin keinen Wert mehr für die Gesellschaft haben. Er empfiehlt, dass Menschen unabhängig von physischem Leiden einen Zugang zum assistierten Suizid oder einer aktiven Sterbehilfe haben sollten. Im Sinne eines *harm-reduction approach*

---

[140] Baril A. The Somatechnologies of Canada's Medical Assistance in Dying Law: LGBTQ Discourses on Suicide and the injunction to live. Somatechnics 7.2, 2017: 210–17. https://doi.org/10.3366/soma.2017.0218.

sollten suizidale Menschen nicht in ihrem Leiden alleingelassen, sondern gehört und begleitet sowie ergebnisoffen beraten werden. Er hält dies für eine Art des Umgangs mit Suizidalität, der wahrscheinlicher zur Reduktion von Suiziden führt als aktuelle präventive Maßnahmen und distanziert sich von der These ›ein Suizid ist immer schlecht‹. Es ist anzunehmen, dass die deutsche Gesetzgebung zum (assistierten) Suizid, in der das Vorliegen einer lebenslimitierenden Erkrankung nicht gefordert wird, ihm gerechter erschiene als die Gesetzgebungen in den anderen Ländern. Er schreibt *I believe that medically assisted death is suicide.* Er sieht die terminale Sedierung und *medical aid in dying* als auf einem Kontinuum liegende Prozeduren, die Verfügbarkeit der Möglichkeit einer terminalen Sedierung aber nicht als die adäquate Antwort auf ein Ersuchen zur Hilfe beim Suizid (persönliche Mitteilung).

The Value of Death

Ein natürlicher Sterbevorgang ohne invasive Maßnahmen durch Mediziner sollte immer möglich bleiben und als Wert (wenn so vom Patienten beurteilt) gesehen werden können. Sonst kämen wir zu einer endgültigen Medikalisierung des Sterbens.

Der Lancet hat eine *Commission on the Value of Life* geplant, die sich selbstständig in *The Lancet Commission on the Value of Death* unbenannt hat. Diese hat 2022 ein fast 50 Seiten umfassendes Werk unter dem Titel *Report of the Lancet Commission on the Value of Death: bringing death back into life* publiziert.[141] Der Tod wird hier als Teil des Lebens verstanden, der u. a. wichtig ist, um der jungen Generation und neuen Entwicklungen Raum zu geben (*without death every birth would be a tragedy*[142]). Es wird die zunehmende Medikalisierung des Todes, der immer häufiger im Krankenhaus und seltener im eigenen Zuhause stattfindet, beschrieben, das macht den Tod in der Gesellschaft zu etwas Fremdem, das hinter verschlossenen Türen geschieht und Angst macht. Der Tod wird zu etwas, das nicht sein soll. Die hohen Kosten einer möglicherweise sinnlosen Therapie am Lebensende werden ebenso beschrieben, wie die übertriebene Hoffnung, mit der diese dem Patienten und seinen Verwandten dargelegt (oder von ihm / ihnen verstanden) wird, was zu einer Übertherapie am Lebensende in den hochentwickelten Ländern führt, wodurch das

---

[141] Sallnow, L., Smith, R., Ahmedzai, S. H., Bhadelia, A., Chamberlain, C., Cong, Y., Doble, B., Dullie, L., Durie, R., Finkelstein, E. A., Guglani, S., Hodson, M., Husebø, B. S., Kellehear, A., Kitzinger, C., Knaul, F. M., Murray, S. A., Neuberger, J., O'Mahony, S., Rajagopal, M. R., … Lancet Commission on the Value of Death (2022). Report of the Lancet Commission on the Value of Death: bringing death back into life. *Lancet (London, England), 399*(10327), 837–884. https://doi.org/10.1016/S0140-6736(21)02314-X.

[142] Ibid, S. 839.

hierfür ausgegebene Geld für andere wünschenswerte Leistungen nicht zur Verfügung steht. Die Medizin wird zur Weltreligion gegen den ultimativen Feind ›Tod‹. Ihr Ziel ist das Abwenden desselben um jeden Preis, die Lebensverlängerung, egal, ob dadurch für den Patienten wertvolle Zeit gewonnen wird oder ob sie primär multimorbide Patienten mit einer niedrigen Lebensqualität hinterlässt. Das Leben um jeden Preis – ein Sinn? Ivan Illich wird in dem Paper mit folgender Beschreibung der heutigen Medizin in einkommensstarken Ländern zitiert: *»Natural death« is now the point at which the human organsim refuses any further input of treatment.*[143] Mit dem Kampf um das Leben um jeden Preis haben wir vergessen, ein würdiges Sterben als Wert anzusehen, so die Autoren. Die Autoren schildern am Ende fünf Visionen, wohin unser Medizinsystem und das Sterben darin steuern könnte, eines – in seiner Qualität als neutral beurteiltes Szenario – ist die deutliche Zunahme des selbstbestimmten Sterbens mittels ärztlich assistierter Suizide oder der aktiven Sterbehilfe.

Wenn man davon Abstand nimmt, den Tod als das Unheil schlechthin, das es immer ärztlich zu bekämpfen gilt, anzusehen, könnte man eine terminale Sedierung und die aktive Sterbehilfe als moralisch gleichwertige Formen des Zu-Tode-Kommens bewerten. Es gäbe keinen schlechten Effekt, also könnte (und bräuchte) man sich nicht der Doktrin des Doppeleffekts bedienen, um eine terminale Sedierung ethisch zu rechtfertigen. Die Intention zu der einen oder anderen Maßnahme (auf Seiten des Arztes) verlöre auch ihre Brisanz, angesichts des gleichen (gewollten und erwarteten) Endes, des Todes des Patienten.

Ernest Becker misst dem Tod in seinem Buch *The Denial of Death* einen ganz anderen Wert bei.[144] Im Vorwort schreibt er, dass *the idea of death, the fear of it, haunts the human animal like nothing else; it is the mainspring of human activity.* U. a. beschreibt er die Kunst als ein Mittel, sich gegen die eigene Sterblichkeit stemmen. Wieviel besser beschreiben diese Sätze jedoch das, was in der heutigen Medizin passiert – wir wehren uns mit allen Mitteln gegen Krankheit und Tod, stemmen uns gegen unsere Kreatürlichkeit, möchten uns dieser körperlichen Endlichkeit nicht unterwerfen. Mediziner werden zu den Heilsbringern, die es mit ihrer Kunst ermöglichen können, Leben zu retten und zu verlängern. Vielleicht ist es angesichts dieser verirrten Hoffnung, die Menschen in die Medizin stecken, in ihrer Angst, dem Tod ins Auge zu sehen, nicht verwunderlich, dass Ärzte sich weiterhin als primär *dem Leben verpflichtet* sehen (und nicht so sehr dem einzelnen Patienten).

---

[143] Ibid, S. 856, Ref 82: Ivan Illich (2002). Limits to Medicine. Medical Nemesis: The Expropriation of Health.

[144] Ernest Becker. The Denial of Death. Erstausgabe 1973, hier: Souvenir Press, London, 2020.

Kamlah und Améry – Das Recht auf den eigenen Tod

Wilhelm Kamlah verfasst mit seiner *meditatio mortis* 1976 ein Manifest für die *moralische Erlaubnis, sich aufgrund ruhiger und reiflicher Erwägung von einem überschwer gewordenen, nicht mehr erfüllten und nicht mehr wiederherstellbaren Leben zu befreien.*[145] Er beklagt die ärztliche Berufsethik, die rein auf die Erhaltung menschlichen Lebens welcher Qualität auch immer ausgerichtet sei, und meint, dass diese angesichts der Fortschritte der modernen Medizin nicht mehr haltbar sei. Er meint, dass auch Ärzte einer moralischen Grundnorm unterworfen seien, die im Einzelfall dazu führen könnte, dass der Arzt sich moralisch verpflichtet fühlen müsste, seinem Patienten im Sterben zu helfen.[146] Er beklagt die Tabuisierung des Todes, das Im-Stich-Lassen von Menschen, die einen Freitod erwägen. *Es wäre nun so naheliegend für ihn, sich an den Arzt um Hilfe zu wenden, der ihm auch bisher geholfen hat.* Während er am Beginn des Textes den Tod als eine Katastrophe, die irgendwann jedes Leben vernichtet, darstellt (dies als die landläufige Meinung, die das christliche Todesverständnis im Sinne eines Durchgangs zu einem ewigen Leben abgelöst hat), beschreibt er gen Ende des Textes sein Ideal des *›Todes des Philosophen‹*, im Sinne einer Hinnahme dieser Widerfahrnis, die uns alle trifft. Er beschreibt die *mors voluntaria* als menschliche Handlung, bei der sich in der Hinnahme des eigenen Endes und deren eigener Steuerung letztlich die *ars vitae* endgültig beweist. Er verfechtet in seinem Text den autonomen Entschluss, das eigene Sterben zu steuern, aber bedauert, dass die Handlung an sich im Geheimen ohne Hilfe durch andere Menschen erfolgen muss. Ich nehme an, dass er eine terminale Sedierung als faulen Kompromiss angesichts der rechtlichen Lage und der moralischen Ablehnung von Selbsttötungen entlarvt hätte, und die Offenheit für eine aktive Sterbehilfe oder einen assistierten Suizid vorgezogen hätte. Kamlah stirbt im selben Jahr durch einen Suizid. Er hätte das Urteil des Bundesverfassungsgerichts aus 2020 sicher sehr begrüßt.

Améry schreibt im selben Jahr sein Buch *Hand an sich legen, Diskurs über den Freitod.*[147] Er hatte zwei Jahre zuvor einen erfolglosen Selbstmordversuch, schrieb 1976 ein Credo für ein selbstbestimmtes Sterben und suizidierte sich 1978 in Salzburg durch die Einnahme von Tabletten. Améry geht in seiner Verteidigung des Rechts auf den eigenen Tod noch weiter als Kamlah, der diesen hauptsächlich für den alten lebenssatten Menschen als Möglichkeit sah. Unabhängig von Alter,

---

[145] Kamlah W. Meditatio mortis. Kann man den Tod »verstehen«, und gibt es ein »Recht auf den eigenen Tod«? Ernst Klett Verlag, Stuttgart, 1976. S. 24.

[146] Ibid S. 22.

[147] Améry J. Hand an sich legen. Diskurs über den Freitod. Klett-Cotta Stuttgart. 18. Auflage, 2021.

Geschlecht und Gründen befänden sich Menschen im Moment der Selbsttötung in demselben Zustand, man breche aus der Logik des Lebens aus.[148] Er lobt die Autonomie der Handlung Suizid und verneint, dass *man schließlich leben muss.* In dem Text liegt der Fokus auf der Freiheit des Einzelnen, der Autonomie, dem freien Entschluss, sein Leben, aus ganz privaten Gründen, zu einem selbstgewählten Zeitpunkt zu beenden. Ich nehme an, dass Améry noch mehr als Kamlah einem ärztlich assistierten oder gänzlich selbst gesteuerten Suizid den Vorzug vor einer aktiven Sterbehilfe gegeben hätte (maximale Autonomie) und die Winkelzüge, mit denen die terminale Sedierung als ethisch überlegen dargestellt wird, als feige und unehrlich verachtet hätte.

Baril – Suicidism

Aktuellere Texte stammen von Alexandre Baril, einem franco-phonen Trans-Mann aus Canada. Sie behandeln den Schaden, den die Tabuisierung von Suizidwünschen und die Diskriminierung von Suizidwilligen, bewirken kann (Baril, 2020 und 2023).[149,150] Er beschreibt die Diskriminierung Suizidwilliger in Analogie zu anderen Minoritätsgruppen in der Gesellschaft wie Frauen, Behinderten oder der LGTBQ-Gruppe. Als Suizidismus wird in Analogie zu anderen -ismen, wie Rassismus, *ableism,* Heterosexismus, Kapitalismus etc. der Rahmen bezeichnet, in dem suizidale Menschen aufgrund ihrer Suizidalität diskriminiert werden. Unter der Idee, dass ein Suizid *immer schlecht* ist, gilt es stets Präventionsmaßnahmen gegen den Suizid zu befürworten. Die Wertung des Suizids erfolgt hier jedoch ausschließlich durch nicht-suizidale Menschen, ohne dass die Betroffenen ein Mitspracherecht haben. Im medizinischen Modell der Suizidalität werden suizidale Menschen als krank abgestempelt und ggf. gegen ihren Willen behandelt oder in psychiatrischen Einrichtungen verwahrt. Im sozialen Modell der Suizidalität werden äußere Faktoren (wie eine ›schlechte Kindheit‹, Traumata) angeschuldigt, denen der suizidale Mensch schutzlos ausgesetzt ist und die behoben werden müssen, damit die nicht-sein-sollende Suizidalität mit verschwindet. Diese Haltung zum Suizid, der nicht sein darf, ist eng verknüpft mit religiösen Überzeugungen zur Heiligkeit des Lebens, aber auch mit diskriminierenden Verhaltensweisen gegenüber anderen Minderheiten (wie behinderten Menschen, Frauen, trans-Personen …). Die Wertung des Suizids durch den suizidalen Menschen selbst zählt nicht, er wird nicht

[148] Ibid S. 24.

[149] Baril A (2020). Suicidism: A new theoretical framework to conceptualize suicide from an anti-oppressive perspective. Disability Studies Quarterly, Vol 40, Nr. 3. https://doi.org/10.18061/dsq.v40i3.7053.

[150] Baril A (2023). Undoing Suicidism. A Trans, Queer, Crip Approach to Rethinking (Assisted) Suicide. Temple University Press, Philadelphia, Pennsylvania.

gehört. Da der Suizid nicht sein darf, sprechen suizidale Menschen möglichst nicht über ihre Suizidalität, um Schaden abzuwenden (erzwungene Therapie, erzwungene Aufenthaltsorte). Ihnen wird die Möglichkeit genommen, sich ohne Vorverurteilung mit anderen Menschen über ihre Sicht auf Leben, Sterben und Tod auszutauschen, eine Vereinsamung, die die Rate erfolgreicher Suizide vermutlich erhöht.

Die Ausführungen von Baril zeichnen scharf das unfaire Verhalten unserer Gesellschaften gegenüber suizidalen Menschen. Unsere Gesellschaften, die es bis heute nicht geschafft haben, oder es sogar immer weniger schaffen, sich mit der Sterblichkeit jedes einzelnen Mitglieds offen auseinanderzusetzen. Er macht sich für einen Zugang zu assistiertem Sterben auch für suizidale Menschen stark.

Die Stigmatisierung suizidaler Menschen, das Verbot, über Todeswünsche zu sprechen, entspricht m. E. den Winkelzügen, mit denen vor allem Ärzte die terminale Sedierung von einem potentiellen Tötungsdelikt zu distanzieren versuchen. Der Tod ist unabänderlich, bleibt jedoch der Erzfeind der Medizin und vieler Mitglieder unserer Gesellschaft. Er darf nicht sein. Ihn zu früh zu umarmen, scheint weiterhin einer Sünde gleichzukommen. Den Tod als Arzt bewusst früher als biologisch vorgesehen anzubieten, entspricht einer Gräueltat.

4 Schlusswort

Ich komme von einem langen Herbstspaziergang, herrliche Sonne, Wind, ein goldener Oktobertag, den Kopf freibekommen. Und jetzt sitze ich hier und werde versuchen, das Ende dieser Masterarbeit zu schreiben. Es ist mindestens die fünfte Version. Schon die Überschrift hat es in sich. Schlusswort, es klingt fast religiös. Aber es passt besser als Schlussfolgerung (folgere ich wirklich aus dem, was ich geschrieben habe?), auch die Diskussion ist im Prinzip schon im ›ethischen Abschnitt‹ der Arbeit erfolgt. Also Schlusswort, ich ziehe einige Schlüsse und schließe damit diese Arbeit.

Warum diese Arbeit? Nur ein Abschluss des Medizinethik-Studiums, eine Notwendigkeit, um den Titel zu erwerben? Oder mehr? Warum dieses Thema? Ein schwieriges, über das dennoch schon so viel geschrieben wurde, ohne dass die Diskussion um die Wertigkeit der beiden Prozeduren zufriedenstellend abgeschlossen werden konnte (Holm, 2014).[1] Kann ich überhaupt noch etwas beitragen?

Meine Motivation kommt aus der Klinik, aus der praktischen Erfahrung. Exemplarisch habe ich am Beginn des Textes das Sterben zweier Kinder und einer jungen Erwachsenen beschrieben, nur ein kleiner Ausschnitt aus dem, was ich erlebt habe in über zwanzig Jahren in der Kinderonkologie. Etwas, das ich beisteuern kann, ist also die praktische Erfahrung – einer Handelnden, die ärztliche Perspektive, das Miterleben eines unerträglichen Leidens und die empfundene Notwendigkeit, darauf reagieren zu müssen. Die berichteten Situationen liegen

[1] Holm S. (2015). The debate about physician assistance in dying: 40 years of unrivalled progress in medical ethics? *Journal of medical ethics*, *41*(1), 40–43. https://doi.org/10.1136/medethics-2014-102288.

B. Winkler, *Terminale Sedierung und aktive Sterbehilfe*,
https://doi.org/10.1007/978-3-658-52320-6_4

Jahre zurück und sie beschäftigen mich immer noch, u. a. die Frage, ob ich richtig gehandelt habe. Es hat sich richtig angefühlt. Ich hatte das Gefühl, handeln zu müssen, etwas anbieten zu müssen. Alle Maßnahmen sind im Einverständnis mit dem Patienten und / oder seiner Familie erfolgt. Das moralische Unbehagen bleibt und ist ein Anlass für die Erstellung dieser Arbeit gewesen.

Sie werden meine Einstellung, dass was ich mir wünsche, was ich für richtig halte, längst aus meinem Text herausgelesen haben. Ich nehme an, dass es mir nicht gelungen ist, meine Position zu verhüllen. Wahrscheinlich habe ich nicht in jedem Moment objektiv, rational und emotionslos argumentiert. Ich reihe mich vermutlich in die Reihe derer ein, denen man vorwerfen kann, primär als Advokatin einer politischen Meinung zu schreiben und vielleicht nicht so sehr einen Beitrag zu einer philosophischen Diskussion zu leisten. Man kann mir in Holms Worten wahrscheinlich vorwerfen, dass ich auf der *›borderline between academic analysis and social activism‹* schreibe, aber es war mir nur so möglich (und ich mache es wenigstens offiziell):

1. Ich halte eine terminale Sedierung bis zum Tod (CDSUD) für ein in *seltenen* Fällen unentbehrliches Instrument zur Leidenslinderung in einem leidvollen Sterbeprozess. Die Indikation für die terminale Sedierung ist das unerträgliche Leiden – ein unterbestimmter Begriff, mit all den Problemen, die dies aufwirft (Juth et al., 2010 sowie Bozzaro, 2022).[2,3] Vielleicht aber auch ein Begriff, der nicht zu definieren ist, weil Leiden individuell, persönlich, mannigfaltig und subjektiv ist (Cassell, 1991).[4]
2. Ich teile die Einstellung, dass die Grenze zwischen einer terminalen Sedierung und der aktiven Sterbehilfe sehr schwer zu ziehen ist, dass diese – zumindest in einigen Fällen – einer aktiven (und mit-intendierten) Tötung des Patienten gleichkommt. Ich glaube, dass wir den Todeszeitpunkt einzelner Menschen

[2] Juth, N., Lindblad, A., Lynöe, N., Sjöstrand, M., & Helgesson, G. (2010). European Association for Palliative Care (EAPC) framework for palliative sedation: an ethical discussion. *BMC palliative care, 9*, 20. https://doi.org/10.1186/1472-684X-9-20: Juth kritisiert in seinem Artikel die zu unklare Definition des ›unerträglichen Leidens‹ in der EACP-Richtlinie.

[3] Bozzaro C. Suffering – an Increasingly Relevant, Though Ambivalent Concept in Bioethics. In: Mandry C (Ed) Suffering in Theology and Medical Ethics. Brill Schöningh 2022, S. 75–85.

[4] Cassell EJ. The Nature of Suffering and the Goals of Medicine. Oxford University Press 2004, 2nd edition, p.32 und 33: *›Suffering is an ultimative personal matter‹ – ›Suffering occurs when an impending destruction of the person is perceived; it continues until the threat of disintegration has passed or until the integrity of the person can be restored by some other manner […] suffering extends beyond the physical‹.*

durch eine terminale Sedierung vorziehen, dass es durchaus Patienten gibt, die *de facto* an einer Dehydration durch die Vorenthaltung von Flüssigkeit sterben (Holm, 2013 sowie Rady und Verheijde, 2010).[5,6] Dennoch ist die terminale Sedierung inzwischen eine vielfach eingesetzte Prozedur, die aus der heutigen Medizin kaum mehr wegzudenken ist.

3. Ich glaube, dass es Gewissenskonflikte sind, die zu einem Großteil der Veröffentlichungen führen, die versuchen, eine terminale Sedierung als etwas kategorial anderes als die aktive Sterbehilfe darzustellen. Mühsame Winkelzüge, die Bemühung der Doktrin der Doppeleffekts, Haarspaltereien, ob die Entscheidung gegen einer i.v. Hydratation separat von der Entscheidung zur Sedierung beschlossen wird … In den Ländern, in denen die aktive Sterbehilfe verboten ist, *müssen* wir alles tun, alle Argumentationsgeschütze auffahren, wenn wir uns nicht im Sinne unserer Gesetze schuldig machen wollen, aber dennoch denken, dass es eine Indikation für eine terminale Sedierung gibt.
4. Ich halte eine terminale Sedierung nicht für *die* ethisch akzeptable Alternative zur aktiven Sterbehilfe, wie es in der S3 Leitlinie Palliativmedizin für Patienten mit einer nicht-heilbaren Krebserkrankung, übrigens ohne weitere Ausführungen hierzu, heißt.[7] Aufgrund einer nicht vorhandenen Meldepflicht und dem Einsatz bei nicht mehr einwilligungsfähigen Patienten (sh. Literatur im empirischen Teil, relativ häufiger Einsatz ohne Zustimmung) birgt sie unter Umständen sogar größere Gefahren als die Legalisierung der aktiven Sterbehilfe unter entsprechenden Schutzmaßnahmen, z. B. wie in den Niederlanden mit prozeduralen Vorgaben, Zweitmeinungen und Meldepflichten. Holm geht in seinem Artikel noch einen Schritt weiter und spricht von Heuchelei bei der Anwendung einer TS *(›This seems actually to entail that TS is morally slightly worse than euthanasia in those cases where it involves hypocrisy, since if A is morally equivalent to B, but A entails a further element of hypocrisy not present in B, then A must, all things considered, be worse than B‹.)*[8]

---

[5] Holm S. Terminal sedation and euthanasia: the virtue in calling a spade what it is. In: Sterckx, Raus und Motier (Ed), Continous Sedation at the End of Life: Ethical, Clinical and Legal Perspectives, S. 228–239. Cambrigde University Press, 2012.

[6] Rady, M. Y., & Verheijde, J. L. (2010). Continuous deep sedation until death: palliation or physician-assisted death? *The American journal of hospice & palliative care*, *27*(3), 205–214. https://doi.org/10.1177/1049909109348868.

[7] Erweiterte S3-Leitlinie Palliativmedizin für Patienten mit einer nicht-heilbaren Krebserkrankung. Langversion 2.2 – September 2020, AWMF-Registernummer: 128/001 OL.

[8] Holm S. Terminal sedation and euthanasia: the virtue in calling a spade what it is. In: Sterckx, Raus und Motier (Ed), Continous Sedation at the End of Life: Ethical, Clinical and Legal Perspectives, S. 228–239. Cambrigde University Press, 2012. S. 233.

5. Ich halte es für richtig, dass Gesetze Patienten und ihren Ärzten Freiheiten einräumen, über die Gestaltung des Sterbens nachzudenken, dies zu diskutieren und entsprechend zu handeln. Dies darf in meinen Augen auch die aktive Sterbehilfe angesichts eines unerträglichen physischen oder existentiellen Leidens beinhalten. Es würde vieles leichter machen. Es würde mit dem Tabu aufräumen, dass es Leben gibt, die in den Augen derer, die sie leben müssen, nicht mehr lebenswert scheinen. Es würde uns endgültig von der Verpflichtung befreien, Leben zu müssen *(injunction to live)*. Mit dem Urteil des Bundesverfassungsgerichts und dessen Idee, dass jeder Mensch ein Recht auf ein selbstbestimmtes Sterben hat, scheint mir der Schritt hin zu der Legalisierung der aktiven Sterbehilfe nicht mehr allzu groß. Die ersten Anzeichen sind da, wenn über Gerechtigkeit gesprochen wird, dass auch Menschen, die physisch nicht (mehr) in der Lage sind, sich selbst umzubringen, ein Recht auf ein selbstbestimmtes Sterben eingeräumt werden sollte.[9]

Wie von Holm geschrieben, bediene ich mich als Befürworterin der Öffnung zu einer aktiven Sterbehilfe der üblichen Argumente – Autonomie des Betroffenen (und des Arztes), das unerträgliche Leiden und das Recht auf einen würdevollen Tod nach den eigenen Vorstellungen (Holm, 2015).[10]

Was ist nun den Gegnern, der konservativen Fraktion, die sich gegen ärztliche Hilfe *zum* Sterben aussprechen, zu entgegnen? Deren Bedenken speisen sich aus folgenden Argumenten: ärztliches Rollenverständnis, *slippery slope, sanctity of life* (Holm 2015).

1. Zum ärztlichen Rollenverständnis:
   Hier wird in der Regel auf die Lebens-Zugewandtheit des Berufs verwiesen. Ärzte dürfen doch nicht wollen, dass ihre Patienten sterben. Wir haben uns inzwischen bereiterklärt, dass verfrühte Sterben eines Patienten *in Kauf zu nehmen*, zum Beispiel als Nebenwirkung einer hoch-dosierten Opiattherapie am Lebensende (atemdepressive Nebenwirkung des Medikaments, sh. der erste hier geschilderte Patient, *indirekte Sterbehilfe)*.

   Auch außerhalb der Palliativmedizin, in der kurativen Medizin, riskieren Ärzte jeden Tag die Verkürzung des Lebens eines Patienten, wenn Hochrisikotherapien eingesetzt werden, sei es die hochkomplexe Operation, bei der der

[9] Bundesgerichtshof Beschluss vom 28. Juni 2022 in der Strafsache wegen Tötung auf Verlangen. 6 StR 68/21.

[10] Holm S. (2015). The debate about physician assistance in dying: 40 years of unrivalled progress in medical ethics? *Journal of medical ethics*, *41*(1), 40–43. https://doi.org/10.1136/medethics-2014-102288.

Patient das Risiko hat, ›auf dem Tisch zu versterben‹, sei es (mein Feld) eine intensive Chemotherapie oder eine Knochenmarktransplantation. Wir haben einen Namen für dieses Risiko – Therapie-assoziierte Mortalität. Das Wort wird so häufig genutzt, taucht in so vielen Fachpublikationen auf, dass es eine Abkürzung hat – TRM. Auch bei Hochrisiko-Manövern in der kurativen Medizin nehmen wir also immer wieder das verfrühte Versterben des Patienten *in Kauf*. Und rechtfertigen dies mit – unserer *Intention.* Wir wollen eigentlich etwas Gutes tun (den Patienten von seiner Krankheit heilen), aber es geht nicht gut aus, entweder weil ein Fehler gemacht wurde, häufiger jedoch, denke ich, weil die Medizin noch nicht gut genug ist. Wir können nicht alles. Ärzte sind keine Götter. Der Fortschritt der Medizin (und wie immens ist er) geht aber nur voran, wenn wir etwas riskieren, manchmal eben auch das Leben unserer Patienten. Wir bekommen meist nicht einmal Vorwürfe von den Hinterbliebenen, sie sind uns häufig dankbar, dass wir alles versucht haben. Hier ist es die *Intention,* die zählt.

Wie oben beschrieben, ist dies eine der am häufigsten genutzten Argumentationslinien in der Verteidigung der terminalen Sedierung (in der Abgrenzung zur aktiven Sterbehilfe). Mit den Worten eines australischen Palliativmediziners *»well-intentioned self-deception ... the intention would be to hasten the person's death ... while satisfying oneself that one is not providing the lethal bolus«.*[11]

Die Idee, dass Patienten *Angst vor Ärzten* haben könnten, wenn die aktive Sterbehilfe erlaubt würde (oder die terminale Sedierung offen auch als ein solches Instrument eingesetzt werden dürfte), ist eine weitere Sorge unter ärztlichen Kollegen. Ich sehe sie nicht bestätigt, weder in den Niederlanden oder Belgien (in denen sich deutlich mehr Patienten für eine aktive Sterbehilfe als für den assistierten Suizid entscheiden, ihr Sterben also in die Hände von Ärzten legen) noch in anderen Ländern, in denen die aktive Sterbehilfe und der ärztlich assistierte Suizid verboten sind. Wenn man die zitierten empirischen Patientenbefragungen liest, lese ich etwas anderes daraus: unsere Patienten wünschen sich Hilfe, Unterstützung und Offenheit von ihren Ärzten, und wenn es ganz schlimm kommen sollte, das Leiden unerträglich wird, nötigenfalls auch Hilfe *zum* Sterben (und nicht nur Hilfe *im* Sterben): *›But that's why I think the medical people should be able to help you out, so it is painless. And not traumatic‹.*[175, s. o.]

---

[11] Zitat aus: Young, J. E., Winters, J., Jaye, C., & Egan, R. (2021). Patients' views on end-of-life practices that hasten death: a qualitative study exploring ethical distinctions. *Annals of palliative medicine, 10*(3), 3563–3574. https://doi.org/10.21037/apm-20-621.

2. *Slippery Slope:*
   Die Sorge davor, was passieren könnte, wenn wir die aktive Sterbehilfe erlauben (oder zugeben, dass die terminale Sedierung eine Form der aktiven Sterbehilfe sein kann). Geben die Richter, das Parlament, die Gesellschaft den Ärzten nicht zu viel Macht? Das Recht über Leben und Tod zu bestimmen? Müssen wir nicht Angst vor selbstherrlichen Ärzten haben, die für sich bestimmen, welches Leben noch lebenswert ist? Müssen wir als Gesellschaft nicht vulnerable Gruppen schützen?

   Ein entscheidender Unterschied zwischen einer terminalen Sedierung und der aktiven Sterbehilfe ist der Zeitpunkt, wann die Maßnahme eingesetzt werden darf (sh. Abb. 3.1). Bietet das nicht wenigstens Schutz davor, dass wenn schon möglicherweise Leben durch die Prozedur (in diesem Falle TS) verkürzt werden, wenigstens nicht *so viel Leben* verloren ginge wie im Falle einer aktiven Sterbehilfe? Ein quantitatives Argument, welches vermutlich die wenigsten überzeugten Sterbehilfegegner zufriedenstellen wird. Zudem muss die Frage erlaubt sein, ob nicht das Individuum das Recht hat, aus Angst vor schwerwiegenden Symptomen oder am Beginn heftiger Schmerzen, z.B. im Rahmen einer nicht-heilbaren Krebserkrankung, auch Wochen oder Monate verfrüht aus dem Leben zu scheiden (sh. Urteil des Bundesverfassungsgerichts: Recht auf selbstbestimmtes Sterben; müssen wir unsere Patienten zum Suizid zwingen, damit Ärzte eine saubere Weste behalten?). Haben Palliativmediziner tatsächlich das Recht, eine vom Patienten als hilfreich empfundene Prozedur ›bis zur letzten Minute‹ vorzuenthalten? Ist es aus ethischer Sicht tatsächlich immer besser, den Patienten an seiner Erkrankung zugrunde gehen zu lassen, ihm den vorzeitigen Ausstieg aus seinem Leiden zu verwehren? Ich verweise auf den oben zitierten Fall von LiPuma und DeMarco, der angesichts seiner ausgeprägten Schmerzen und zunehmenden Abhängigkeit auch im Retrospekt dankbar für diesen Weg gewesen wäre (trotz des Vorhandenseins einer guten palliativmedizinischen Betreuung).[12]

   Um den Missbrauch von Maßnahmen zum Sterben zu unterbinden, benötigen wir klare prozedurale Vorgaben und Kontrollen derselben. Auch hier ist jedoch die terminale Sedierung nicht die sichere Alterative zur aktiven Sterbehilfe: so wie sie aktuell praktiziert wird, wie eine normale medizinische Behandlung ohne Meldepflichten, ist ihr Risiko für Missbrauch als mindestens ebenso hoch einzuschätzen wie das einer legalisierten aktiven

[12] LiPuma, S. H., & DeMarco, J. P. (2015). Expanding the Use of Continuous Sedation Until Death: Moving Beyond the Last Resort for the Terminally Ill. *The Journal of clinical ethics*, *26*(2), 121–131.

Sterbehilfe (sh. auch Holm, 2012, der für die TS ohne Hydrierung ähnliche Kontrollmaßnahmen wie für die aktive Sterbehilfe empfiehlt).[13]

Angesichts des offenbar zunehmenden Bedürfnisses, auch das eigene Sterben zu modellieren, der immer geringeren Bereitschaft, die Zumutungen des Lebens (Widerfahrnisse, Kamlah) hinzunehmen, und der Bereitschaft seitens der Ärzte, eine terminale Sedierung als Problemlösung anzubieten, scheint es keinen Weg zurück zu geben. Auch die meisten Ärzte werden nicht zurückgeworfen werden wollen in die Situation, in der sich der behandelnde Arzt von Lilian Boyes 1991 gegenübergesehen hat.[14] Vielleicht gibt es nur den Weg nach vorne, wie in einem Szenario der *Lancet Commission on the Value of Death* als ein mögliches Szenario prophezeit: die zunehmende Anwendung von Sterbehilfeverfahren durch Ärzte.[15] Vielleicht sollten wir uns auch dieser Freiheit stellen, und den damit verbundenen Gefahren, die es immer gibt, wenn wir Dinge freigeben. Doch insgesamt schätzen wir doch unsere über die Jahrhunderte zunehmende Freiheit, oder?

3. *Sanctity of Life* Ethik:
   Menschen, die sich weiterhin einer *sanctity of life* Ethik wirklich und ehrlich verpflichtet fühlen, haben vermutlich mit zahlreichen der heutigen gesetzlichen Regelungen ein Problem: sie dürften jeden Schwangerschaftsabbruch als Sünde sehen (interessant ist hier sicher die aktuelle Diskussion in den USA und in Polen, wo es scheinbar in Teilen der Bevölkerung und Politik zu einer ›Rolle rückwärts‹ kommt, und schon gewonnene Freiheiten wieder entzogen werden); Embryonenforschung und Verhütungsmaßnahmen stellen einen Eingriff in etwas dar, das von der Natur / von Gott zu bestimmen ist, in das nicht durch Menschenhand eingegriffen werden darf; Vorausverfügungen wie die Bestimmung, dass man eine Pneumonie nicht behandelt haben möchte oder eine PEG-Anlage verweigert im Falle einer schweren Demenz, wären

[13] Holm S. Terminal sedation and euthanasia: the virtue in calling a spade what it is. In: Sterckx, Raus und Motier (Ed), Continous Sedation at the End of Life: Ethical, Clinical and Legal Perspectives, S. 228–239. Cambrigde University Press, 2012. S. 233.

[14] Peter Singer, Rethinking Life & Death, S. 142. Es geht um die oben zitierte schwer rheumakranke Patientin, die von ihrem Arzt durch eine Kaliumchloridspritze umgebracht wurde, weil er sich angesichts ihres Leids nicht mehr anders zu helfen wusste.

[15] Sallnow, L., Smith, R., Ahmedzai, S. H., Bhadelia, A., Chamberlain, C., Cong, Y., Doble, B., Dullie, L., Durie, R., Finkelstein, E. A., Guglani, S., Hodson, M., Husebø, B. S., Kellehear, A., Kitzinger, C., Knaul, F. M., Murray, S. A., Neuberger, J., O'Mahony, S., Rajagopal, M. R., … Lancet Commission on the Value of Death (2022). Report of the Lancet Commission on the Value of Death: bringing death back into life. *Lancet (London, England)*, *399*(10327), 837–884. https://doi.org/10.1016/S0140-6736(21)02314-X.

untragbar; das Sterbenlassen eines Menschen im *vegetative state* dürfte nicht erlaubt sein usw. usf. Dies sind Ansichten, die einzelne vertreten, die aber einem Großteil der Menschen in den westlichen Gesellschaften inzwischen fremd sein dürften. Meines Erachtens sind unsere Gesellschaften nicht mehr bereit, sich auf Beschränkungen ihrer Freiheiten einzulassen unter Verweis auf göttliche Gebote. Die Demonstrationen in Polen und den USA zeigen, wie schwer es ist, in demokratischen Gesellschaften errungene Freiheiten erneut zu beschneiden. Wir fällen heute Lebensqualitätsurteile. Viele von uns sehen nicht mehr einen heiligen, unantastbaren Wert des Lebens an sich. Dies eröffnet uns Entscheidungsfreiheiten, die viele als eine Gnade und Wohltat empfinden, auch wenn nicht alle diese Überzeugungen teilen.

Was bleibt zuletzt? Welche Argumente gibt es gegenüber denjenigen, die die Durchführung einer terminalen Sedierung gemäß den prozeduralen Vorgaben in den Leitlinien für richtig halten, die Öffnung hin zu einer aktiven Sterbehilfe aber kritisch gegenüberstehen?

1. Prozedur *sui generis:*
   Ich stimme in den meisten Fällen zu, dass es einen Unterschied in der Zeitlichkeit (wann angewendet) und in der Prozedur an sich (wie angewendet) zwischen der terminalen Sedierung und der aktiven Sterbehilfe gibt. Ein entscheidender Unterschied scheint die *Umkehrbarkeit* einer Sedierung zu sein, während es ungleich schwieriger oder unmöglich ist, einen Zu-Tode-Gespritzten wieder ins Leben zu holen (es gibt Antidots, aber wir haben wenig Zeit eine tödliche Bolusgabe in ihrem Effekt rückgängig zu machen). Wenn sich ein Patient aktiv und selbstbestimmt für eine terminale Sedierung entscheidet, wird aber in der Regel die Umkehrbarkeit das sein, was er am wenigsten wünscht (*›because I don't want to wake up again, you know, after that [having been given a sedative]‹. So we started her on the syringe driver and then after two days she woke up, and she was angry, she was very, very angry, and she said, ›you promised me that … [I was] not going to wake up again‹).*[16]
   Auch Ärzte stehen der Empfehlung, dass Patienten nach Start einer terminalen Sedierung intermittierend wieder aufgeweckt werden sollen, kritisch

[16] Zitat aus: Vivat, B., Bemand-Qureshi, L., Harrington, J., Davis, S., & Stone, P. (2019). Palliative care specialists in hospice and hospital/community teams predominantly use low doses of sedative medication at the end of life for patient comfort rather than sedation: Findings from focus groups and patient records for I-CAN-CARE. *Palliative medicine*, *33*(6), 578–588. https://doi.org/10.1177/0269216319826007.

gegenüber (Fredheim et al., 2020).[17] In der ethischen Einordnung wird die Erwägung, ob es angebracht ist, eine Sedierung nur intermittierend anzubieten und es eine Möglichkeit, den Patienten mit weniger Symptomen zwischendurch wieder (teil)vigilant werden zu lassen als wichtig empfunden. Wenn aufgrund eines sehr ausgeprägten Leidenszustands kurz vor dem Tod eine terminale Sedierung als angezeigt angesehen wird, ist jedoch unter dem Prinzip des Nicht-Schadens in aller Regel die kontinuierliche Sedierung vorzuziehen, um dem Patienten unnötiges Leiden durch das Wiederaufwachen zu ersparen (Fredheim et al.,2021).[18]

Da der Patient durch eine terminale Sedierung, die geplant bis zum Versterben des Patienten so fortgeführt werden soll, sozusagen zweizeitig erst seinen sozialen, dann seinen biologischen Tod stirbt, er also durch die Sedierung jegliche Ausübung seiner Autonomie, jegliche Erfahrung und Interaktion mit seiner Umwelt verliert, bleibt auch hier zu fragen, wie weit die Prozedur der terminalen Sedierung wirklich von einer aktiven Sterbehilfemaßnahme entfernt ist. Geht es vielleicht mehr um den Schutz des Arztes, für den es sich anders anfühlt, einen Patienten zu Tode zu spritzen (und das tut es, sh. Fallbeispiel 2 und 3), als wenn dieser langsam friedlich unter der Sedierung einschläft und irgendwann stirbt, der Arzt also nicht den *genauen* Zeitpunkt des Todes des Patienten bestimmt?

2. <u>Intention:</u>
   Zur Intention und ihrer Vielschichtigkeit ist viel geschrieben in dieser Arbeit. Ich halte sie weiterhin für ein nicht ausreichendes Argument, die terminale Sedierung ethisch zu rechtfertigen und die aktive Sterbehilfe auf der anderen Seite abzulehnen. Im klinischen Alltag, wenn man am Bett eines schwer kranken, ausgeprägt leidenden Patienten steht – ich würde sagen, ich bekomme nicht einmal für mich selbst auseinander, wie vielfältig die Intentionen meiner Handlungen sind. Ich halte es weder für gerechtfertigt, dem Arzt, der eine aktive Sterbehilfe ausführt, zu unterstellen, dass er *ausschließlich* seinen Patienten umbringen möchte (es entspricht auch nicht den Gesetzen, z. B. in den Niederlanden, in denen ein unerträgliches Leiden vorliegen muss, damit eine

---

[17] Fredheim, O. M., Skulberg, I. M., Magelssen, M., & Steine, S. (2020). Clinical and ethical aspects of palliative sedation with propofol-A retrospective quantitative and qualitative study. *Acta anaesthesiologica Scandinavica*, *64*(9), 1319–1326. https://doi.org/10.1111/aas.13665.

[18] Fredheim, O. M., Materstvedt, L. J., Skulberg, I., & Magelssen, M. (2021). Ought the level of sedation to be reduced during deep palliative sedation? A clinical and ethical analysis. *BMJ supportive & palliative care*, bmjspcare-2021–003081. Advance online publication. https://doi.org/10.1136/bmjspcare-2021-003081.

aktive Sterbehilfe ausgeübt werden darf). Er wird in aller Regel das Leiden seines Patienten lindern wollen, und sieht darin, mit dem Patienten zusammen, keinen besseren Weg als die aktive Sterbehilfe. Noch wird es richtig sein, Ärzten, die eine terminale Sedierung beginnen, zuzugestehen, dass sie *ausschließlich* das Leiden ihrer Patienten lindern wollen, und niemals auch einen verfrühten Tod intendieren. Niemand kann das von außen ermessen.

Ich schließe mit einem Wunsch: ich wünsche mir als Ärztin und als ›potentielle Patientin‹[19] (irgendwann mag es so kommen), eine Legalisierung der aktiven Sterbehilfe und eine Enttabuisierung, ein Zugeben dessen, was eine terminale Sedierung auch sein kann – eine Form der aktiven Sterbehilfe.

[19] Birnbacher D. Terminale Sedierung, Sterbehilfe und kausale Rollen. Ethik Med 16, 358–368 (2004).

Literaturverzeichnis

Originalarbeiten:

Alt-Epping, B., Sitte, T., Nauck, F., & Radbruch, L. (2010). Sedierung in der Palliativmedizin*: Leitlinie für den Einsatz sedierender Massnahmen in der Palliativversorgung: European Association for Palliative Care (EAPC) [Sedation in palliative medicine: Guidelines for the use of sedation in palliative care: European Association for Palliative Care (EAPC)]. *Schmerz (Berlin, Germany), 24*(4), 342–354. https://doi.org/10.1007/s00482-010-0948-5

Baril A (2017). The Somatechnologies of Canada's Medical Assistance in Dying Law: LGBTQ Discourses on Suicide and the injunction to live. Somatechnics 7.2, 210–17. https://doi.org/10.3366/soma.2017.0218

Baril A (2020). Suicidism: A new theoretical framework to conceptualize suicide from an anti-oppressive perspective. Disability Studies Quarterly, Vol 40, Nr. 3. https://doi.org/10.18061/dsq.v40i3.7053

Bartsch, C., Landolt, K., Ristic, A., Reisch, T., & Ajdacic-Gross, V. (2019). Assisted Suicide in Switzerland: An Analysis of Death Records From Swiss Institutes of Forensic Medicine. *Deutsches Arzteblatt international, 116*(33–34), 545–552. https://doi.org/10.3238/arztebl.2019.0545

Battin M. P. (2008). Terminal sedation: pulling the sheet over our eyes. *The Hastings Center report, 38*(5), 27–30. https://doi.org/10.1353/hcr.0.0057

Bernat, J. L., Gert, B., & Mogielnicki, R. P. (1993). Patient refusal of hydration and nutrition. An alternative to physician-assisted suicide or voluntary active euthanasia. *Archives of internal medicine, 153*(24), 2723–2728. https://doi.org/10.1001/archinte.153.24.2723

Billings, J. A., & Block, S. D. (1996). Slow euthanasia. *Journal of palliative care, 12*(4), 21–30.

Birnbacher D. Terminale Sedierung, Sterbehilfe und kausale Rollen. Ethik Med 16, 358–368 (2004)

Birnbacher, D. Warum kein Anspruch auf Suizidassistenz? *Ethik Med* 34, 161–176 (2022). https://doi.org/10.1007/s00481-021-00678-3

B. Winkler, *Terminale Sedierung und aktive Sterbehilfe*,
https://doi.org/10.1007/978-3-658-52320-6

Bozzaro C. (2015). Ärztlich assistierter Suizid: Kann „unerträgliches Leiden“ ein Kriterium sein? [Physician-assisted suicide: can unbearable suffering be a criterion?]. *Deutsche medizinische Wochenschrift (1946), 140*(2), 131–134. https://doi.org/10.1055/s-0041-100030

Bozzaro C. Suffering – an Increasingly Relevant, Though Ambivalent Concept in Bioethics. In: Mandry C (Ed) Suffering in Theology and Medical Ethics. Brill Schöningh 2022, S. 75–85.

Camartin, C., & Björkhem-Bergman, L. (2022). Palliative Sedation-The Last Resort in Case of Difficult Symptom Control: A Narrative Review and Experiences from Palliative Care in Switzerland. *Life (Basel, Switzerland), 12*(2), 298. https://doi.org/10.3390/life12020298

Cherny, N. I., Radbruch, L., & Board of the European Association for Palliative Care (2009). European Association for Palliative Care (EAPC) recommended framework for the use of sedation in palliative care. *Palliative medicine, 23*(7), 581–593. https://doi.org/10.1177/0269216309107024

Claessens, P., Menten, J., Schotsmans, P., & Broeckaert, B. (2012). Level of consciousness in dying patients. The role of palliative sedation: a longitudinal prospective study. *The American journal of hospice & palliative care, 29*(3), 195–200. https://doi.org/10.1177/1049909111413890

Ely, E. W., Truman, B., Shintani, A., Thomason, J. W., Wheeler, A. P., Gordon, S., Francis, J., Speroff, T., Gautam, S., Margolin, R., Sessler, C. N., Dittus, R. S., & Bernard, G. R. (2003). Monitoring sedation status over time in ICU patients: reliability and validity of the Richmond Agitation-Sedation Scale (RASS). *JAMA, 289*(22), 2983–2991. https://doi.org/10.1001/jama.289.22.2983

Eun, Y., Hong, I. W., Bruera, E., & Kang, J. H. (2017). Qualitative Study on the Perceptions of Terminally Ill Cancer Patients and Their Family Members Regarding End-of-Life Experiences Focusing on Palliative Sedation. *Journal of pain and symptom management, 53*(6), 1010–1016. https://doi.org/10.1016/j.jpainsymman.2016.12.353

Faris, H., Dewar, B., Dyason, C., Dick, D. G., Matthewson, A., Lamb, S., & Shamy, M. C. F. (2021). Goods, causes and intentions: problems with applying the doctrine of double effect to palliative sedation. *BMC medical ethics, 22*(1), 141. https://doi.org/10.1186/s12910-021-00709-0

Farrow D. (2018). Reckoning with the last enemy. *Theoretical medicine and bioethics, 39*(3), 181–195. https://doi.org/10.1007/s11017-018-9437-0

Fredheim, O. M., Skulberg, I. M., Magelssen, M., & Steine, S. (2020). Clinical and ethical aspects of palliative sedation with propofol-A retrospective quantitative and qualitative study. *Acta anaesthesiologica Scandinavica, 64*(9), 1319–1326. https://doi.org/10.1111/aas.13665

Fredheim, O. M., Materstvedt, L. J., Skulberg, I., & Magelssen, M. (2021). Ought the level of sedation to be reduced during deep palliative sedation? A clinical and ethical analysis. *BMJ supportive & palliative care*, bmjspcare-2021-003081. Advance online publication. https://doi.org/10.1136/bmjspcare-2021-003081

Gamblin, V., Berry, V., Tresch-Bruneel, E., Reich, M., Da Silva, A., Villet, S., Penel, N., & Prod’Homme, C. (2020). Midazolam sedation in palliative medicine: retrospective study in a French center for cancer control. *BMC palliative care, 19*(1), 85. https://doi.org/10.1186/s12904-020-00592-3

García-Toyos, N., Escudero-Carretero, M. J., Sanz-Amores, R., Guerra-De Hoyos, J. A., Melchor-Rodríguez, J. M., & Tamayo-Velázquez, M. I. (2014). Preferences of caregivers and patients regarding opioid analgesic use in terminal care. *Pain medicine (Malden, Mass.)*, *15*(4), 577–587. https://doi.org/10.1111/pme.12376

den Hartogh G. (2016). Continuous deep sedation and homicide: an unsolved problem in law and professional morality. *Medicine, health care, andphilosophy*, *19*(2), 285–297. https://doi.org/10.1007/s11019-015-9680-3

Holm S. Terminal sedation and euthanasia: the virtue in calling a spade what it is. In: Sterckx, Raus und Motier (Ed), Continous Sedation at the End of Life: Ethical, Clinical and Legal Perspectives, S. 228–239. Cambrigde University Press, 2012.

Holm S. (2015). The debate about physician assistance in dying: 40 years of unrivalled progress in medical ethics? *Journal of medical ethics*, *41*(1), 40–43. https://doi.org/10.1136/medethics-2014-102288

Janssen A. (2002). The new regulation of voluntary euthanasia and medically assisted suicide in the Netherlands. *International journal of law, policy, and the family*, *16*(2), 260–269. https://doi.org/10.1093/lawfam/16.2.260

Juth, N., Lindblad, A., Lynöe, N., Sjöstrand, M., & Helgesson, G. (2010). European Association for Palliative Care (EAPC) framework for palliative sedation: an ethical discussion. *BMC palliative care*, *9*, 20. https://doi.org/10.1186/1472-684X-9-20

de Keijzer, S. C., Widdershoven, G., Verhagen, A. A. E., & Pasman, H. R. (2023). The age limit for euthanasia requests in the Netherlands: a Delphi study among paediatric experts. *Journal of medical ethics*, *49*(7), 458–464. https://doi.org/10.1136/jme-2022-108448

Klosa, P. R., Klein, C., Heckel, M., Bronnhuber, A. C., Ostgathe, C., & Stiel, S. (2014). The EAPC framework on palliative sedation and clinical practice - a questionnaire-based survey in Germany. *Supportive care in cancer: official journal of the Multinational Association of Supportive Care in Cancer*, *22*(10), 2621–2628. https://doi.org/10.1007/s00520-014-2192-5

LiPuma S. H. (2013). Continuous sedation until death as physician-assisted suicide/euthanasia: a conceptual analysis. *The Journal of medicine and philosophy*, *38*(2), 190–204. https://doi.org/10.1093/jmp/jht005

LiPuma, S. H., & DeMarco, J. P. (2015). Expanding the Use of Continuous Sedation Until Death: Moving Beyond the Last Resort for the Terminally Ill. *The Journal of clinical ethics*, *26*(2), 121–131.

Maio G. (2021). Der assistierte Suizid und die Identität der Medizin [Assisted Suicide and the Identity of Medicine]. *Deutsche medizinische Wochenschrift*, *146*, 638. https://doi.org/10.1055/a-1470-4033

Materstvedt, L. J., Clark, D., Ellershaw, J., Førde, R., Gravgaard, A. M., Müller-Busch, H. C., Porta i Sales, J., Rapin, C. H., & EAPC Ethics Task Force (2003). Euthanasia and physician-assisted suicide: a view from an EAPC Ethics Task Force. *Palliative medicine*, *17*(2), 97–179. https://doi.org/10.1191/0269216303pm673oa

Materstvedt L. J. (2012). Intention, procedure, outcome and personhood in palliative sedation and euthanasia. *BMJ supportive & palliative care*, *2*(1), 9–11. https://doi.org/10.1136/bmjspcare-2011-000040

Morita, T., Hirai, K., & Okazaki, Y. (2002). Preferences for palliative sedation therapy in the Japanese general population. *Journal of palliative medicine*, *5*(3), 375–385. https://doi.org/10.1089/109662102320135261

Mroz, S., Dierickx, S., Deliens, L., Cohen, J., & Chambaere, K. (2021). Assisted dying around the world: a status quaestionis. *Annals of palliative medicine*, *10*(3), 3540–3553. https://doi.org/10.21037/apm-20-637

Oechsle, K., Radbruch, L., Wolf, C. *et al.* (2017). SOP – Palliative Sedierung. *Onkologe*, **23**, 469–475. https://doi.org/10.1007/s00761-017-0240-8

Orentlicher D. (1997). The Supreme Court and physician-assisted suicide - rejecting assisted suicide but embracing euthanasia. *The New England journal of medicine*, *337*(17), 1236–1239. https://doi.org/10.1056/NEJM199710233371713

Quill T. E. (1993). The ambiguity of clinical intentions. *The New England journal of medicine*, *329*(14), 1039–1040. https://doi.org/10.1056/NEJM199309303291414

Rady, M. Y., & Verheijde, J. L. (2010). Continuous deep sedation until death: palliation or physician-assisted death?. *The American journal of hospice & palliative care*, *27*(3), 205–214. https://doi.org/10.1177/1049909109348868

Raus, K., Chambaere, K., & Sterckx, S. (2016). Controversies surrounding continuous deep sedation at the end of life: the parliamentary and societal debates in France. *BMC medical ethics*, *17*(1), 36. https://doi.org/10.1186/s12910-016-0116-2

Raus, K., Sterckx, S., & Mortier, F. (2011). Is continuous sedation at the end of life an ethically preferable alternative to physician-assisted suicide? *The American journal of bioethics: AJOB*, *11*(6), 32–40. https://doi.org/10.1080/15265161.2011.577510

Robijn, L., Cohen, J., Rietjens, J., Deliens, L., & Chambaere, K. (2016). Trends in Continuous Deep Sedation until Death between 2007 and 2013: A Repeated Nationwide Survey. *PloS one*, *11*(6), e0158188. https://doi.org/10.1371/journal.pone.0158188

Roest, B., & Leget, C. (2023). A multidisciplinary perspective on physician-assisted dying in primary care in The Netherlands: A narrative interview study. *Death studies*, *47*(3), 315–327. https://doi.org/10.1080/07481187.2022.2065554

Sallnow, L., Smith, R., Ahmedzai, S. H., Bhadelia, A., Chamberlain, C., Cong, Y., Doble, B., Dullie, L., Durie, R., Finkelstein, E. A., Guglani, S., Hodson, M., Husebø, B. S., Kellehear, A., Kitzinger, C., Knaul, F. M., Murray, S. A., Neuberger, J., O'Mahony, S., Rajagopal, M. R., Lancet Commission on the Value of Death (2022). Report of the Lancet Commission on the Value of Death: bringing death back into life. *Lancet (London, England)*, *399*(10327), 837–884. https://doi.org/10.1016/S0140-6736(21)02314-X

Salzmann, L., Alt-Epping, B., & Simon, A. (2022). Palliative sedation in amyotrophic lateral sclerosis: results of a nationwide survey among neurologists and palliative care practitioners in Germany. *BMC neurology*, *22*(1), 161. https://doi.org/10.1186/s12883-022-02681-7

Sercu, M., Pype, P., Christiaens, T., Derese, A., & Deveugele, M. (2014). Belgian general practitioners' perspectives on the use of palliative sedation in end-of-life home care: a qualitative study. *Journal of pain and symptom management*, *47*(6), 1054–1063. https://doi.org/10.1016/j.jpainsymman.2013.06.016

Simon, A., Kar, M., Hinz, J., & Beck, D. (2007). Attitudes towards terminal sedation: an empirical survey among experts in the field of medical ethics. *BMC palliative care*, *6*, 4. https://doi.org/10.1186/1472-684X-6-4

Stiel, S., Heckel, M., Christensen, B., Ostgathe, C., & Klein, C. (2016). In-service documentation tools and statements on palliative sedation in Germany - do they meet the EAPC framework recommendations? A qualitative document analysis. *Supportive care in cancer: official journal of the Multinational Association of Supportive Care in Cancer*, *24*(1), 459–467. https://doi.org/10.1007/s00520-015-2889-0

Stiel, S., Nurnus, M., Ostgathe, C., & Klein, C. (2018). Palliative sedation in Germany: factors and treatment practices associated with different sedation rate estimates in palliative and hospice care services. *BMC palliative care*, *17*(1), 48. https://doi.org/10.1186/s12904-018-0303-7

Surges, S. M., Garralda, E., Jaspers, B., Brunsch, H., Rijpstra, M., Hasselaar, J., Van der Elst, M., Menten, J., Csikós, Á., Mercadante, S., Mosoiu, D., Payne, S., Centeno, C., & Radbruch, L. (2022). Review of European Guidelines on Palliative Sedation: A Foundation for the Updating of the European Association for Palliative Care Framework. *Journal of palliative medicine*, *25*(11), 1721–1731. https://doi.org/10.1089/jpm.2021.0646

Sykes, N., & Thorns, A. (2003). The use of opioids and sedatives at the end of life. *The Lancet. Oncology*, *4*(5), 312–318. https://doi.org/10.1016/s1470-2045(03)01079-9

Teasdale, G., Maas, A., Lecky, F., Manley, G., Stocchetti, N., & Murray, G. (2014). The Glasgow Coma Scale at 40 years: standing the test of time. *The Lancet. Neurology*, *13*(8), 844–854. https://doi.org/10.1016/S1474-4422(14)70120-6

Thomas von Aquin. Summa theological I–II, Qu. 64, Art. 7

Tomczyk, M., Dieudonné-Rahm, N., & Jox, R. J. (2021). A qualitative study on continuous deep sedation until death as an alternative to assisted suicide in Switzerland. *BMC palliative care*, *20*(1), 67. https://doi.org/10.1186/s12904-021-00761-y

van der Kallen, H. T., Raijmakers, N. J., Rietjens, J. A., van der Male, A. A., Bueving, H. J., van Delden, J. J., & van der Heide, A. (2013). Opinions of the Dutch public on palliative sedation: a mixed-methods approach. *The British journal of general practice: the journal of the Royal College of General Practitioners*, *63*(615), e676–e682. https://doi.org/10.3399/bjgp13X673685

Verkerk, M., van Wijlick, E., Legemaate, J., & de Graeff, A. (2007). A national guideline for palliative sedation in the Netherlands. *Journal of pain and symptom management*, *34*(6), 666–670. https://doi.org/10.1016/j.jpainsymman.2007.01.005

Vivat, B., Bemand-Qureshi, L., Harrington, J., Davis, S., & Stone, P. (2019). Palliative care specialists in hospice and hospital/community teams predominantly use low doses of sedative medication at the end of life for patient comfort rather than sedation: Findings from focus groups and patient records for I-CAN-CARE. *Palliative medicine*, *33*(6), 578–588. https://doi.org/10.1177/0269216319826007

Weixler, D., Roider-Schur, S., Likar, R., Bozzaro, C., Daniczek, T., Feichtner, A., Gabl, C., Hammerl-Ferrari, B., Kletecka-Pulker, M., Körtner, U. H., Kössler, H., Meran, J. G., Miksovsky, A., Pusswald, B., Wienerroither, T., & Watzke, H. (2017). Leitlinie zur Palliativen Sedierungstherapie (Langversion): Ergebnisse eines Delphiprozesses der Österreichischen Palliativgesellschaft (OPG) [Austrian guideline for palliative sedation therapy (long version): Results of a Delphi process of the Austrian Palliative Society (OPG)]. *Wiener medizinische Wochenschrift (1946)*, *167*(1–2), 31–48. https://doi.org/10.1007/s10354-016-0533-3

Young, J. E., Winters, J., Jaye, C., & Egan, R. (2021). Patients' views on end-of-life practices that hasten death: a qualitative study exploring ethical distinctions. *Annals of palliative medicine*, *10*(3), 3563–3574. https://doi.org/10.21037/apm-20-621

Monographien:

Améry J. Hand an sich legen. Diskurs über den Freitod. Klett-Cotta Stuttgart. 18. Auflage, 2021, 18. Auflage, ISBN: 978-3-608-93947-7

Baril A (2023). Undoing Suicidism. A Trans, Queer, Crip Approach to Rethinking (Assisted) Suicide. Temple University Press, Philadelphia, Pennsylvania. ISBN: 978-1-439-92407-5.

Beauchamp TL, Childress JF. Principles of Biomedical Ethics. Oxford University Press, 8th edition, 2019, ISBN: 978-0-19-064087-3

Becker E. The Denial of Death. Erstausgabe 1973, hier: Souvenir Press, London, 2020. ISBN: 978-1-78-816426-9

Cassell EJ. The Nature of Suffering and the Goals of Medicine. Oxford University Press, 2nd edition, 2004.

Illich I. Limits to Medicine. Medical Nemesis: The Expropriation of Health, 2002. ISBN: 1 84230 007 5.

Kamlah W. Meditatio mortis. Kann man den Tod »verstehen«, und gibt es ein »Recht auf den eigenen Tod«? Ernst Klett Verlag, Stuttgart 1976. ISBN: 3-12-910450-X. S. 24.

Singer P. Rethinking Life& Death. Oxford University Press Paperback 1995. ISBN: 978-0-19-286184-9

Strafgesetzbuch, 61. Auflage, 2023, Beck-Texte im dtv, München, Stand 1.1.23, ISBN: 978-3-423-53164-1 (dtv): § 216, § 217 und § 218a.

Internetquellen:

Act on decisions on life-sustaining treatment for patients in hospice and palliative care or at the end of life: https://law.go.kr – abgerufen am 16.05.2023.

AMA Code: https://code-medical-ethics.ama-assn.org/ethics-opinions/sedation-unconciousness-end-of-life-care; abgerufen am 16.05.2023

Ärztetag: https://www.aerzteblatt.de/nachrichten/123539/Aerztetag-streicht-berufsrechtliches-Verbot-der-aerztlichen-Suizidbeihilfe , zuletzt abgerufen am 28.05.2023

Death with Dignity Act, Oregon: https://www.oregon.gov/oha/providerpartnerresources/evaluationresearch/deathwithdignityact/pages/ors.aspx, abgerufen am 21.05.2023

Death with Dignity Act, Washington: https://en.wikipedia.org/wiki/Washington_Death_with_Dignity_Act, abgerufen am 21.05.2023

Quebec Act respecting end-of-life care: https://canlii.ca/t/562rf

Sterbehilfe Belgien: https://fowid.de/meldung/sterbehilfe-belgien-2003-2021, abgerufen am 19.05.2023

Sterbehilfe Europa: https://www.cdl-rlp.de/Unsere_Arbeit/Sterbehilfe/Sterbehilfe-in-Europa.htlm, abgerufen am 17.05.2023

Sterbehilfe Niederlande: https://fowid.de/meldung/sterbehilfe-niederlande-2011-2021, abgerufen am 19.05.2023
StGB Schweiz Art. 115: Art. 115 StGB · SR 311_0 · Schweizerisches Strafgesetzbuch · StGB · 22. November 2022 · Lawbrary
UK Parlamentary and Health Service Ombusman. Dying without dignity: https://www.ombudsman.org.uk/publications/dying-without-dignity-0, abgerufen am 18.05.2023

Weitere Literatur:

Canada, Bill C-14: Medical Assistance in Dying; zitiert aus: Legislative summary Bill C-14: An Act to amend the Criminal Code and to make related amendments to other Acts (medical assistance in dying); Library of Parliament, Publication No. 42-1-C14-E.
Canada: Carter vs. Canada, 2015 SCC 5, Case Nr.
Deutschland: Berufsordnung Hamburger Ärzte: Berufsordnung der Hamburger Ärzte und Ärztinnen vom 27.03.200 i. d. F. vom 17.12.2018 (in Kraft getreten am 01.09.2019)
Deutschland: Bundesgerichtshof Beschluss vom 28. Juni 2022 in der Strafsache wegen Tötung auf Verlangen. 6 StR 68/21
Deutschland: Erweiterte S3-Leitlinie Palliativmedizin für Patienten mit einer nicht-heilbaren Krebserkrankung. Langversion 2.2 – September 2020, AWMF-Registernummer: 128/001 OL.
Deutschland: Landgericht Stendal, 10.11.2020 – 501 KLs 6/20 301 Js 12706/19
Deutschland: Urteil Bundesverfassungsgericht zum § 217: Urteil vom 26.02.2020 2BvR 2347/15, 2 BvR 2527/16, 2 BvR 2354/16m 2 BvR 1593/16, 2 BvR 1261/16, 2 BvR 651/16, das das Verbot der geschäftsmäßigen Förderung der Selbsttötung für verfassungswidrig erklärte.
Deutschland: Wissenschaftliche Dienste des Bundestags, 2020, Sachstand, Medikamente zur Selbsttötung, WD 9 – 3000 – 020/20, zum § 5 BtMG
Frankreich: Claeys-Leonetti Loi, Loi Nr. 2016-87, vom 02.02.2016
Hippocratischer Eid
Niederlande: Gesetz über die Kontrolle der Lebensbeendigung auf Verlangen und der Hilfe bei der Selbsttötung (in Kraft getreten zum 1. April 2002)
Österreich: Leitlinie zur Palliativen Sedierungstherapie der österreichischen Palliativtherapie
Schweiz: Schweizerische Akademie der Medizinischen Wissenschaften (SAMW). Umgang mit Sterben und Tod. 2. Auflage, Februar 2019.
USA: Washington v. Glucksberg 117 S. Ct. 2258 (1997)
USA: Vacco v. Quill, 117 S. Ct. 2293 (1997)

Kolibri 360 GmbH
Ferdinand-Jühlke-Straße 7
99095 Erfurt, Deutschland
produktsicherheit@kolibri360.de